Fibromyalgie

Ce que vous voyez,

ce que je ressens

DE LA MÊME AUTRICE :

Essai :

La métamorphOSE – Le voyage de ma transformation / 2019

Romans :

Que le meilleur soit / 2021
Le temps qu'il reste à nous aimer / 2023
L'audace de la joie / 2024
La (pire) famille de mes rêves / 2025

Virginie Zakarian Clavé est née en 1980 dans le Rhône. Elle écrit depuis 2016 pour éveiller les cœurs et faire pétiller les âmes. Ancienne infographiste, la vie l'a poussée à ralentir… pour mieux se recentrer. De la maladie est née une envie profonde de sens, qui l'a menée vers la thérapie, puis vers l'écriture. Depuis, elle partage des romans contemporains lumineux, où l'émotion, la résilience et une touche d'humour dansent joyeusement au fil des pages.

Vous pouvez la suivre et échanger sur les réseaux :
Facebook : VirginieZakarianClaveauteure
Instagram : virginie_zakarian_clave

Et sur son **site web** : www.virginie-zakarian-clave.fr

Virginie ZAKARIAN CLAVÉ

Fibromyalgie

Ce que vous voyez, ce que je ressens

Photographies : Alison Bounce

ISBN : 978-2-9557864-0-6
Dépôt légal : juillet 2016
© 2016 Virginie Zakarian Clavé
VZC éditions – 11, chemin de la batterie 38280 Janneyrias

« Le Code de la propriété intellectuelle interdit les copies ou reproductions destinées à une utilisation collective. Toute représentation ou reproduction intégrale ou partielle faite par quelque procédé que ce soit, sans le consentement de l'auteur ou de ses ayants cause, est illicite et constitue une contrefaçon, aux termes des articles L.335-2 et suivants du Code de la propriété intellectuelle. »

Dédicaces

À mes filles.
Si petites et déjà si courageuses.
Vous illuminez ma vie chaque jour,
et même si parfois la fibromyalgie m'enferme dans ma bulle,
j'imprime chaque souvenir dans mon cœur.

À mon mari.
J'espère que ton amour sera toujours présent.
Je t'aime tellement.
Je t'admire de rester à mes côtés,
car toi, tu as toujours eu le choix de rester ou de partir.
J'ai tellement de chance que tu sois resté.

À ma maman
qui est une pièce maîtresse de ma vie,
une maman magnifique, une amie, une confidente.

À mon papa et ma belle-mère
qui sont toujours au rendez-vous, toujours à l'écoute
et de bon conseil. Toujours à me soutenir.

À mes frères, mes belles-sœurs, mes nièces et mon neveu
qui ont été pendant longtemps mes seules sources de réconfort.

À ma famille, mes amis, mes belles rencontres de la vie.

À toi mon « cous[1] ».
À travers ce livre, je veux te rendre hommage.
Je te dois de vivre une vie heureuse
et d'être toujours combative face à la maladie,
pour qu'elle ne me tue pas davantage.
Je sais que ta présence n'est pas loin et que, de là où tu es,
tu me donnes la force de me battre et d'y croire encore.

Pour moi et pour vous tous, j'y arriverai.

---

[1] Cousin.

Sommaire

Préface	11
Avant-propos	15
Introduction	19
Mon chemin jusqu'à la fibromyalgie	23
Ma vie avec la fibromyalgie	45
• Comment comprendre une maladie qui ne se voit pas ?	45
• Reconnaissance	50
• Alors, comment faire ?	56
• La famille, les amis, les loisirs	56
• Le travail	65
• La gestion du quotidien	74
Ma vie de maman fibromyalgique	85
Conclusion	103
Remerciements	111
Annexes	115
Postface	121

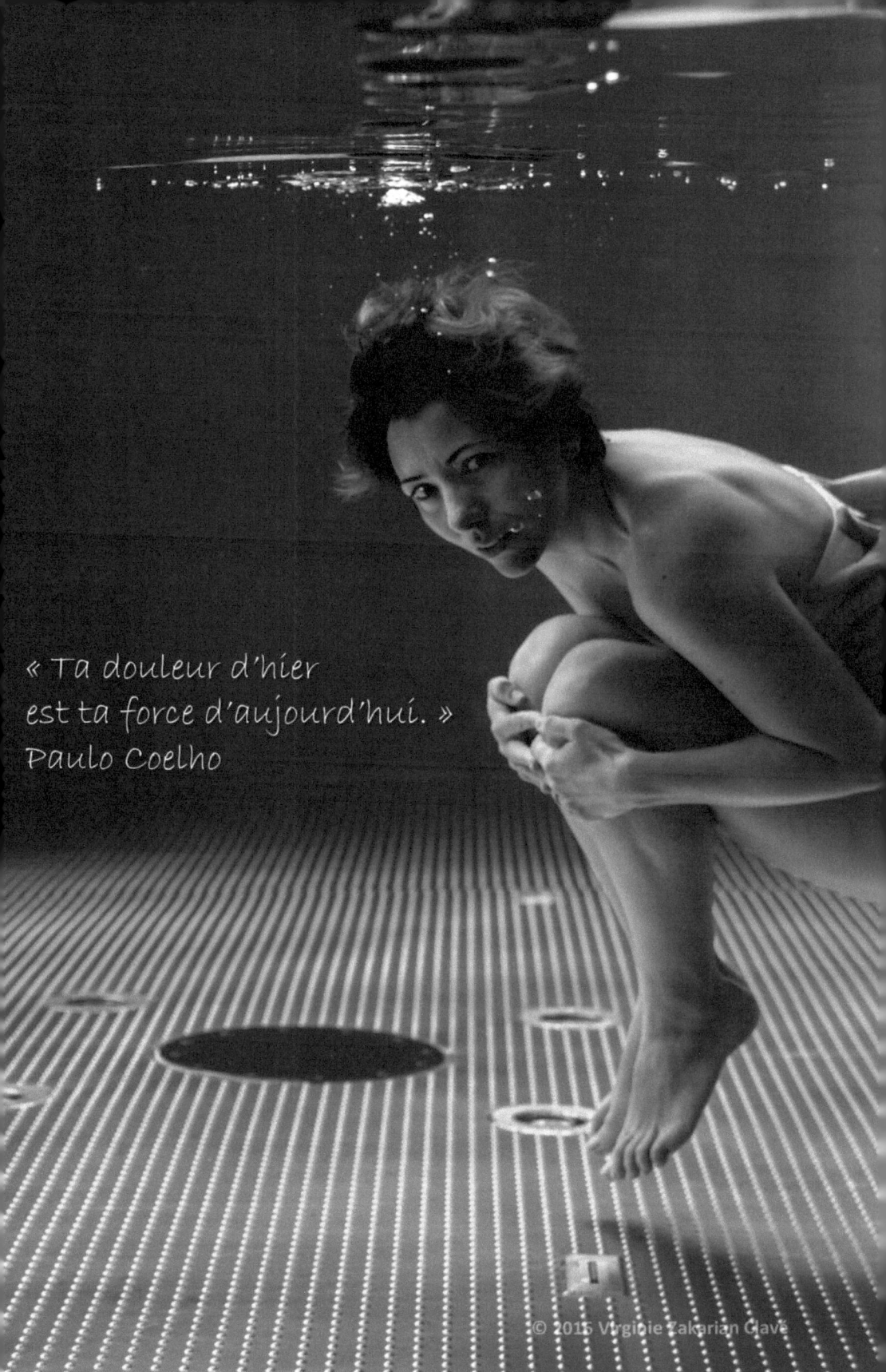

Préface

L'écriture de ce livre s'est imposée à moi comme une thérapie. J'avais besoin de crier au monde entier ma souffrance, d'expliquer concrètement ce que le mot « **fibromyalgie** » signifie. Il était important pour moi de compléter ce texte de photographies, car je voulais un projet complet par mon récit et aussi mes émotions. Ce projet artistique est une expression de ma colère, mon désespoir, ma bulle de protection, l'acceptation, l'apaisement, la liberté, la vie. Tout mon cheminement avec la maladie.

J'ai l'espoir que ce livre puisse aider les personnes atteintes de maladies invisibles à se sentir moins seules. Et leur prouver que l'on peut avancer dans la vie malgré tout. On peut devenir maman et avoir des projets sans culpabiliser.

J'aimerais aussi qu'à travers ces mots, l'entourage des malades puisse comprendre ce qu'ils ressentent et ont du mal à exprimer.

J'espère que ce texte vous aidera à avoir une vue d'ensemble sur la fibromyalgie. Qu'il ouvrira votre cœur à une grande écoute et un profond respect de l'autre et ses différences.

« La porte du changement ne peut s'ouvrir que de l'intérieur. »
Jacques Salomé

Avant-Propos

C'est comme si ton départ avait réveillé quelque chose en moi. Comme si le choc de ta mort me ramenait à mon histoire.

Nos maladies sont pourtant si différentes, mais la souffrance qu'elles nous apportent et les dommages collatéraux sont tellement similaires.

Et puis, tout s'est passé à un moment particulier, puisque je donnais la vie à ce moment-là. Ce rayon de soleil est arrivé au bon moment pour éclairer ma route, réchauffer mon cœur.

Cette naissance me donne l'espoir, la force de me battre encore, pour raviver ma flamme chaque jour.

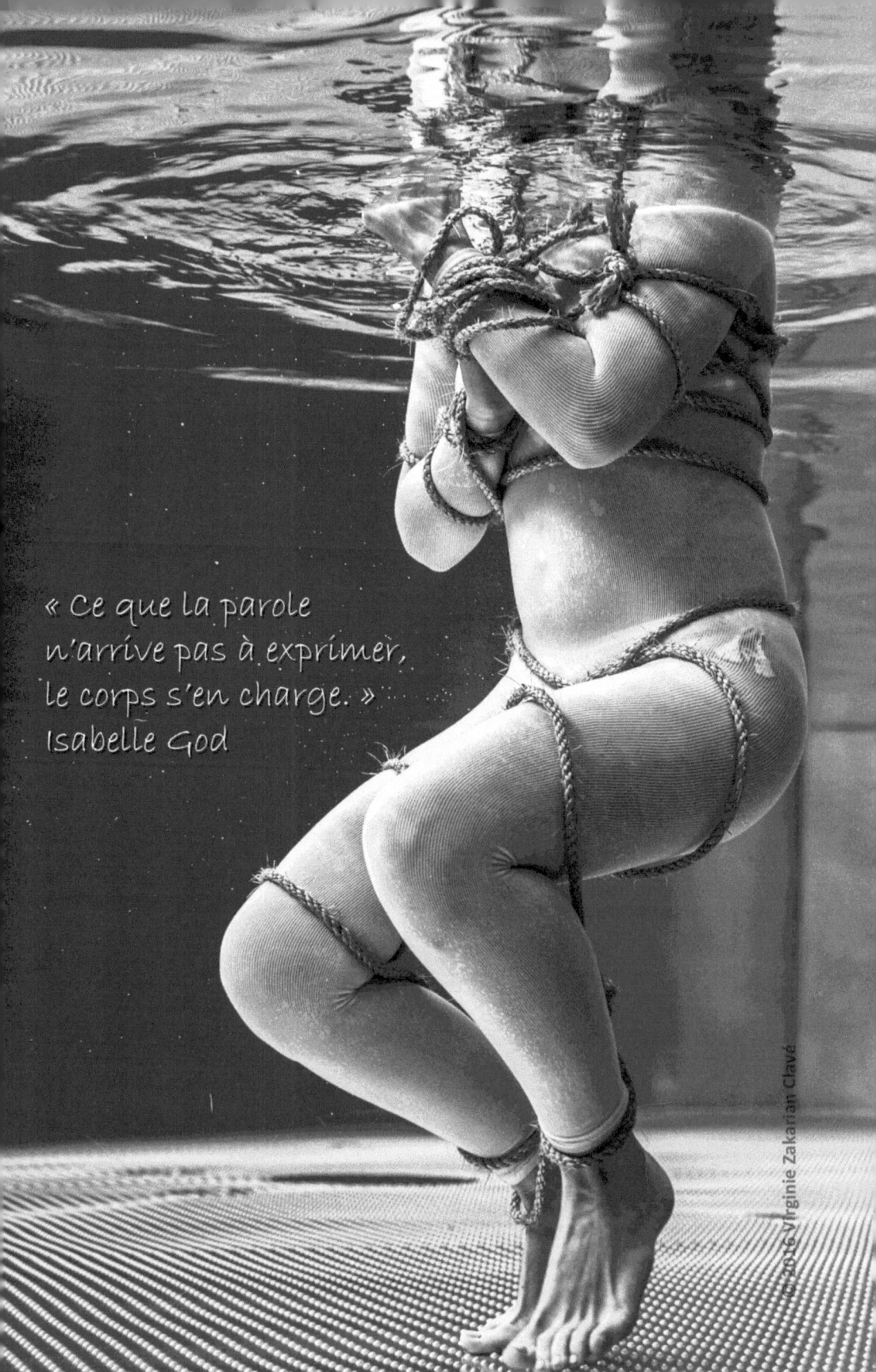

Introduction

Alors me voilà, novembre 2014, écrire pour me soulager un peu de ce fardeau, essayer de mettre les mots sur mes maux. Cette démarche, je l'ai déjà faite il y a neuf ans, dans une maison de repos. Je me perdais tellement avec tous ces traitements, que j'ai voulu écrire pour garder une trace. Pour ne pas oublier ce que je vivais, ce que je ressentais, et qui j'étais.

Qui étais-je d'ailleurs ?

Une jeune fille de vingt-six ans, infographiste. Pas forcément heureuse dans sa vie, mais qui ne le savait pas encore. Les années suivantes m'en feront prendre conscience. J'avais une vie bien chargée. La famille, le boulot, le sport, les copines, les sorties et les relations sentimentales.

Une belle vie de célibataire, qui passait son temps à chercher l'amour. À s'amouracher de personnes qui ne lui correspondaient pas, mais à tout faire pour que ça marche quand même. Pour ne pas rester seule. Bien sûr, pas du tout objective pour l'admettre. Et à chaque rencontre, le même schéma, pathétique. En amitié, c'était pareil, je me donnais complètement et je perdais un peu de moi à chaque rencontre. Je cédais beaucoup de mon temps, je m'organisais toujours pour rendre service, pour être disponible et, si je ne l'étais pas, eh bien, je bousculais tout mon emploi du temps pour l'être. J'ai beaucoup donné et j'ai très peu reçu en retour.

Et puis le 31 décembre 2006, soir de réveillon, quarante ans de mon frérot, mon corps a décidé de me lâcher. À force de me dire « stop » et que je ne l'écoute pas, il m'a laissée sans voix.

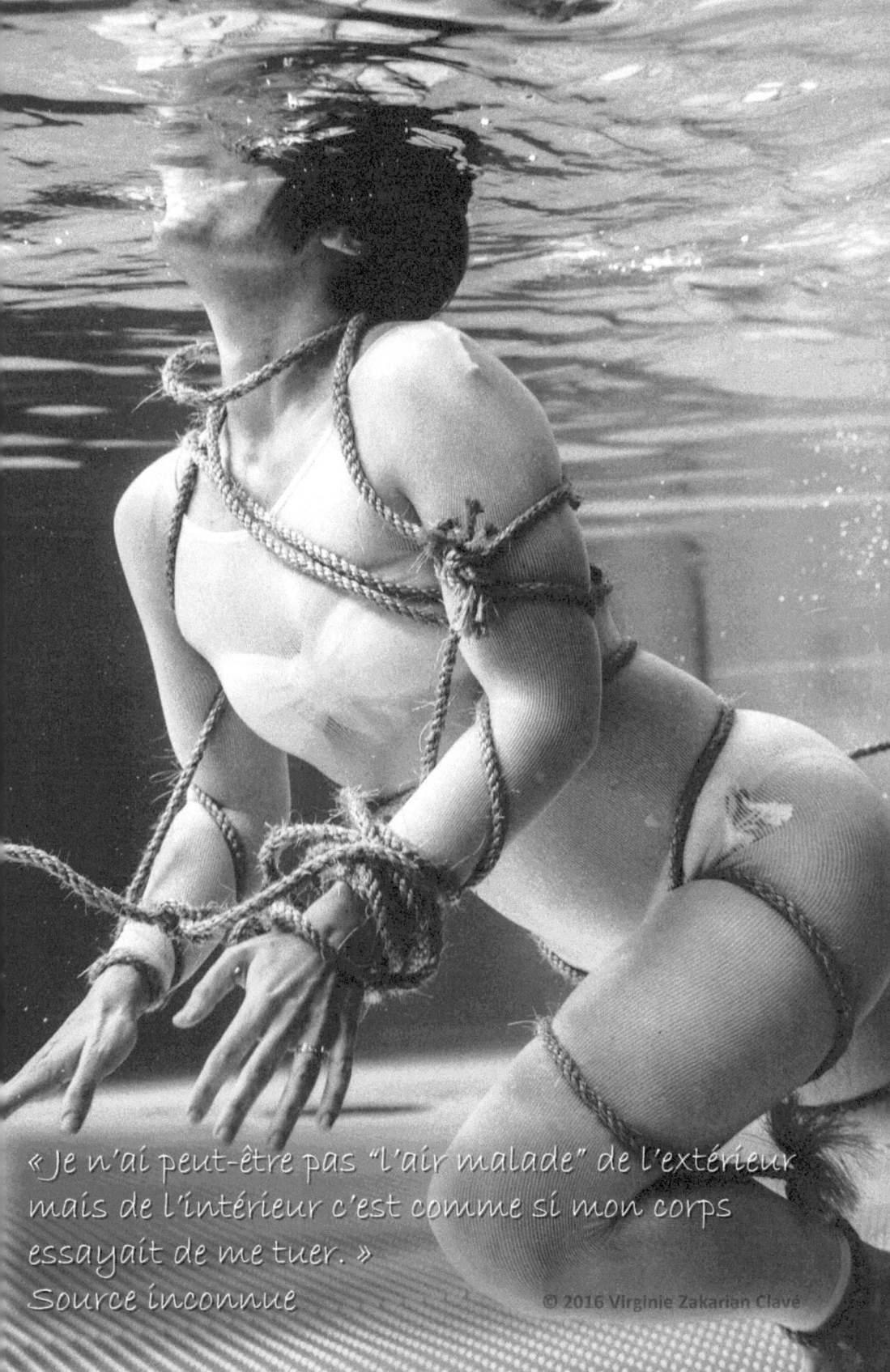

« Je n'ai peut-être pas "l'air malade" de l'extérieur mais de l'intérieur c'est comme si mon corps essayait de me tuer. »
Source inconnue

Mon chemin jusqu'à la fibromyalgie

Une soirée tranquille, tu m'étonnes ; je ne pouvais pas parler, j'étais aphone !

Ma voix.
Je ne pensais pas qu'un jour je puisse la perdre ! Elle ne sera jamais plus la même. Moi, la « grande gueule » par excellence, moi qui criais souvent pour me défendre. Je ne pouvais pas, je ne pouvais plus.
Les jours passent et rien ne change ; je reprends le boulot. J'attends que tout rentre dans l'ordre mais rien ne vient. Je me décide à aller consulter. La doctoresse pense à une trachéite et me fait faire une prise de sang. La présence d'un virus a été révélée, il faut donc attendre que cela passe, mais…

C'est quoi cette douleur, hum, c'est bizarre, j'ai jamais eu ça avant ?

J'ai du mal à respirer, un poids sur la poitrine, ça me serre. Devant mon état de fatigue inhabituelle, je retourne consulter. Et là débute une période très longue et pénible de rendez-vous médicaux (*ça aussi, je ne le savais pas encore*). La doctoresse, après consultation, me prend rendez-vous chez un cardiologue pour une échographie du cœur.

Elle pense à une péricardite et veut une confirmation. Je file rapidement faire cet examen et, effectivement, j'ai un épanchement péricardique. Un peu d'eau autour du cœur.

« Ce n'est pas grave, ça arrive. De l'aspirine, beaucoup de repos, et dans une semaine tout est fini », m'a dit le cardiologue !

Devant ma grande fatigue, je prends une semaine de repos chez maman ; je ne peux rien faire toute seule à la maison. Et là, tout doucement, mon corps m'a lâchée, et la douleur est arrivée.

Sournoisement, violemment, avec l'intention de me mettre à terre.

Mais qui me poignarde le dos chaque nuit ?

J'ai tellement mal que je ne peux plus dormir.
Ma tête, mes cervicales.

Arrêter de tirer sur mes muscles !
Non, STOP ! Ça brûle !

Je ne peux même pas crier, je n'ai plus de voix.

Un poids sur la poitrine m'empêche de respirer, et je n'ai plus de force. La douleur ne se calme jamais, elle est toujours là, surtout la nuit. Elle m'empêche de dormir, et les lendemains sont de plus en plus difficiles. J'arrive à la fin de mes dix jours de traitement, rien n'a changé.

J'ai toujours aussi mal sur la poitrine. La douleur s'étend aux cervicales, au dos, au bras gauche.

Visite de contrôle chez le cardiologue, il n'y a plus d'épanchement. Tant mieux ! Pour lui, tout est « O.K. », il ne comprend pas mes douleurs et me renvoie vers ma doctoresse.
Nouvelle prise de sang. Rien à signaler, tout va bien, plus de trace d'infection. C'était une péricardite virale, tout devrait aller mieux maintenant.

Seulement, les jours passent et rien ne s'arrange. Au bout de trois semaines, ma doctoresse décide de m'hospitaliser, dans un service de médecine interne, pour faire des examens plus poussés.

J'y reste une semaine, et les examens s'enchaînent : prises de sang, analyses d'urine, radios, scanners, IRM, rendez-vous ORL, rhumatologue. Et le comble, c'est que malgré la douleur qui me ravage tant elle est violente, la médecine ne trouve rien.

Et dans cette société, si le docteur ne trouve rien, c'est que tu n'as rien !

Là, je rencontre des médecins qui changent de spécialité en deux secondes.

« Oui alors, au vu de votre situation familiale, il s'agit peut-être d'une réaction au divorce de vos parents, à l'absence du père, blablabla. »
Cette réflexion m'a marquée, car c'est L'ORL qui l'a prononcée. Sûrement était-il dépassé par mon cas ! Comment pouvait-il expliquer que, d'un seul coup, mes cordes vocales ne se resserrent plus assez pour émettre des sons ? Étrange, non ? Plutôt que de me dire « je ne sais pas », et de m'orienter vers un confrère, ce médecin a préféré me trouver une raison psychologique !

Mon sang ne fait qu'un tour dans ces moments-là. Mais je n'ai toujours pas de voix et je ne peux pas crier comme je sais si bien le faire en temps normal. Leur crier à tous qu'ils sont complètement à côté de la plaque, que mon mal est bien là, qu'il est horrible, que ce n'est pas de la somatisation. Ma douleur est réelle, elle ne fait pas référence à mon passé. Elle me blesse, c'est tout, et me met « K.-O. » un peu plus chaque jour.

Les examens continuent puisque les médecins ne trouvent rien. Examens des muscles, du cœur, des prises de sang. Le corps médical ne décèle rien.
Les antidouleurs ne me soulagent pas. Je ne dors toujours pas. Je ne peux pas travailler. Je n'ai plus de vie sociale puisque, au-delà de la fatigue, je ne supporte plus le bruit, le monde.
Chaque son m'agresse. Il me fait mal à la tête, il résonne sous mon front, et cette vibration se répercute dans tout mon corps.

Un peu comme les vibrations d'un tambour. Ce son jaillit dans l'ensemble de mon être, il me donne la sensation d'un malaise.

Quand je suis avec plusieurs personnes, je n'ai plus de repères, les conversations se croisent, se mêlent. J'ai l'impression d'être sur un bateau en pleine tempête. Je suis prête à chavirer. J'essaie de contrôler au maximum les contacts physiques pour être préservée du mal. Car une bousculade peut me faire sombrer. Je me concentre pour garder mon énergie, car j'en perds un peu dès que je croise quelqu'un. Je suis comme dans un jeu vidéo, ma mission est de garder ma batterie au maximum, et pour cela je dois éviter toute rencontre, car chacune d'entre elles me vide un peu d'énergie. À ce jeu-là, je perds souvent. Comme on dit « GAME OVER ».
Donc, les moments en famille deviennent compliqués, je ne peux plus les supporter. Eux, qui sont ma seule source de réconfort.

Les mois passent. Un jour, je regarde le *Magazine de la santé* sur France 5, comme chaque jour depuis que je suis malade. J'ai l'espoir qu'une personne témoigne d'un parcours similaire au mien. Et là, une pathologie est détaillée. Les symptômes sont vraiment identiques à ce que je ressens. Ce sera la première fois que j'entendrai parler du mal qui me ronge.

En juillet 2007, sept mois après les premières douleurs, ma doctoresse est dépassée par mon état. Tous mes examens sont normaux. Cette grande fatigue et ces douleurs qui sont toujours aussi violentes. Elle me parle à son tour d'une maladie. **La fibromyalgie.** Elle a pu me parler de cette maladie, car je présentais des symptômes de douleurs et de fatigue depuis plus de six mois. Qu'aucun traitement ne me soulageait. Tous les examens revenaient normaux.

J'ai recherché sur Internet une définition complète du mot « fibromyalgie ». Malheureusement, malgré tous les sites que j'ai consultés, aucun ne propose une définition qui reflète la réalité des malades ni même une définition juste dans son ensemble.

Je vais donc partager avec vous le texte explicatif très complet édité dans le premier *Fibromyalgie Magazine*.
C'est un bimestriel, proposé à la vente par une association, Fibro'Actions. Ce magazine est réalisé par des malades, et je profite de ce livre pour souligner leur travail et le plaisir que j'ai à lire leur magazine.

> La fibromyalgie, ou syndrome polyalgique idiopathique diffus (SPID), après avoir été considérée comme un syndrome, est une maladie caractérisée par un état douloureux musculaire chronique (myalgies diffuses) étendu ou localisé à des régions du corps diverses, qui se manifeste notamment par une allodynie tactile et une asthénie (fatigue) persistante et pouvant devenir invalidante. Le mot « fibromyalgie » vient du latin *fibra* (« filament »), du grec ancien *myos* (« muscle ») et du grec ancien *algos* (« douleur »). La fibromyalgie est un syndrome caractérisé par des douleurs diffuses dans tout le corps, douleurs associées à une grande fatigue et à des troubles du sommeil.

L'existence de ce syndrome est reconnue depuis 1992 par l'Organisation Mondiale de la Santé (mais beaucoup de médecins contestent encore son existence). Les causes exactes demeurent incertaines (pour l'instant).

Les statistiques révèlent que, dans les pays industrialisés, la fibromyalgie touche 2 % à 6 % de la population.

En France, le ministère de la Santé estime que 2 % environ de la population est atteinte de fibromyalgie dont 80 % sont des femmes. La maladie apparaît souvent entre 30 et 40 ans. Des cas de fibromyalgie sont également décrits chez les enfants.

Ses symptômes nombreux et sa ressemblance ou sa cohabitation avec d'autres maladies ou syndromes (rhumatismes articulaires, maladies de système, syndrome de fatigue chronique, syndrome de l'intestin irritable, migraine, etc.) compliquent le diagnostic de fibromyalgie. Sont souvent associés à la fibromyalgie : les maux de tête, troubles du côlon (côlon irritable), syndrome des jambes sans repos, troubles oculaires, tremblements, etc.

Les personnes atteintes de fibromyalgie doivent attendre en moyenne 5 ans avant d'obtenir le diagnostic, même si ce temps à tendance à diminuer depuis quelques années. Avant de poser un diagnostic de fibromyalgie, les médecins demandent des examens complémentaires (prises de sang, radiographies, etc.) afin d'écarter d'autres maladies qui se soigneraient tout autrement.

Ensuite, partout dans le monde, le diagnostic de la fibromyalgie repose sur deux critères établis par l'American College of Rhumatology, retenus et approuvés par un comité international : la présence d'une douleur diffuse pendant plus de 3 mois, la douleur devant être présente des deux côtés du corps (gauche-droite), en haut et en bas de la ceinture, ainsi qu'à la colonne vertébrale et concerner au moins 11 des 18 points caractéristiques de la maladie. Le syndrome de fatigue chronique, caractérisé par une fatigue profonde et des douleurs articulaires et musculaires, ressemble beaucoup à la fibromyalgie et il n'est pas toujours facile de les différencier. La différence principale entre ces deux affections est le fait que la fatigue prédomine en cas de syndrome de fatigue chronique, et plutôt la douleur en cas de fibromyalgie.

Les causes du syndrome ne sont pas encore connues. Bien que la fibromyalgie engendre des douleurs musculaires chroniques, il n'y a aucune lésion visible dans les muscles pouvant expliquer les douleurs. Il s'agit d'une maladie où de nombreux facteurs sont probablement à l'origine des symptômes.

On pense qu'il pourrait y avoir eu chez les personnes prédisposées, une succession de deux éléments très importants : à l'adolescence ou à l'enfance, un événement très éprouvant émotionnellement, un stress puissant par exemple un inceste, suivi d'un nouveau stress à l'âge adulte généralement entre 30 et 50 ans qui, sur ce terrain prédisposé ferait basculer la personne dans la fibromyalgie. On retrouve en effet souvent ce type de séquences chez les personnes fibromyalgiques, sans toutefois que ce soit systématique.

Les personnes atteintes de fibromyalgie ressentent davantage la douleur que les autres. En d'autres termes, leur système nerveux répond de façon anormale aux stimuli extérieurs : chez elles, une légère pression suffit à déclencher un message de « douleur ». Cette plus grande sensibilité à la douleur serait liée au dysfonctionnement de certaines zones du cerveau et à des anomalies de la transmission des messages nerveux.

Plusieurs études ont montré une diminution des taux de neurotransmetteurs, comme le glutamate ou la sérotonine, chez ces personnes. De même, des anomalies hormonales (concernant l'hypophyse et le thalamus) ont été décrites chez les patients fibromyalgiques.

Il est désormais démontré que la fibromyalgie a également une composante génétique. Plusieurs gènes pourraient être impliqués dans son déclenchement, mais les études effectuées dans ce domaine ne sont pas encore suffisantes.
D'autres pistes sont explorées au niveau des facteurs biologiques : un trouble métabolique de la substance P (déjà connue pour être impliquée dans le stress, l'anxiété, et la dépression) augmenterait la sensibilité à la douleur.

Un manque chronique de sommeil réparateur. Il se peut que le « mauvais » sommeil ne soit pas seulement un symptôme, mais aussi une cause de la fibromyalgie.

Concernant les événements extérieurs, de nombreux agents infectieux ont été incriminés pour expliquer son déclenchement, comme le virus de l'hépatite C ou B, par exemple, ou la bactérie en cause dans la maladie de Lyme. Environ 10 % des personnes atteintes de fibromyalgie déclarent avoir souffert d'une infection avant le début des symptômes. Dans de nombreux cas, mais pas toujours, un traumatisme physique (accident) est impliqué. Les accidents de voiture provoquant un « coup du lapin », c'est-à-dire un traumatisme des vertèbres cervicales, sont souvent montrés du doigt. Aucune de ces observations ne permet cependant à elle seule d'expliquer la maladie[2].

Fibromyalgie ?
Tiens, j'ai déjà entendu ce nom ! Eh oui, c'est la maladie de l'émission de la santé sur France 5.

Il faut pratiquer d'autres examens pour éliminer d'autres pathologies. Car pour être diagnostiqué fibromyalgique, toutes les autres possibilités doivent avoir été écartées.

Il faut avoir les symptômes de douleurs diffuses à différents endroits du corps, et une grande fatigue, sans amélioration depuis au moins six mois, et qu'aucun traitement ne soulage ces douleurs.

---

[2] Nicolas Vignali, « La fibromyalgie, quésaco », *Fibromyalgie Magazine*, n° 1, janvier 2016, p. 8-11

Une fois les examens faits, révélés négatifs à toute autre pathologie, là on pourra commencer à parler de fibromyalgie. C'est un diagnostic par élimination. Et pour enfin être diagnostiqué fibromyalgique, il faudra satisfaire à au moins 11 des 18 points de contrôles relatifs à la particularité de cette maladie.

Seulement voilà, j'en suis maintenant à sept mois de souffrances atroces. Un sommeil inexistant, des douleurs de plus en plus étendues. La nuque, les bras (plus le gauche), les poignets, le dos, les fesses, les jambes, les chevilles. À quoi s'ajoute une intolérance aux bruits, aux odeurs. Et une énorme fatigue.

Ma doctoresse demande au docteur qui m'a prise en charge en médecine interne quelques mois auparavant de m'hospitaliser pour une cure de repos.

Je ne savais pas ce que représentait pour eux une cure de repos.

Je souffrais tellement qu'ils m'ont endormi le cerveau pour que je récupère. À coup de traitements neuroleptiques, avec des doses conséquentes. Le comble, c'est qu'avec ce traitement, ces médecins n'ont fait que m'enfermer dans mon propre corps, avec ma douleur. Car elle, elle ne dormait pas. Les traitements n'ont rien changé pour elle, mais pour moi c'est tout autre chose.

Mes souvenirs sont horribles. Je revois les visages des personnes qui passaient me visiter. La peine dans leur regard. Les larmes de ma nièce, me découvrant à son retour de vacances, complètement droguée. Mon regard sans vie, noir de médicaments. Mon visage et mon corps bouffis par les doses délirantes de neuroleptiques.

Un week-end, je suis rentrée chez maman pour changer d'air. Je la revois toujours en larmes en me voyant. Le visage rempli de détresse. Quand elle en parle maintenant, c'est comme si je m'étais transformée en malade mentale. Je me balançais tout le temps d'avant en arrière, le regard vide, courbée et renfermée sur moi.
Un zombie.

Et là, une rencontre. Un kinésithérapeute, non-voyant. Il me propose une prise en charge de la douleur particulière, par la seule zone de mon corps qui ne me faisait pas mal : mes pieds. J'ai été très surprise de sa proposition et du bien que cette demi-heure m'apportait. C'était une petite bouffée d'oxygène.
Je ne savais pas encore que cette rencontre aurait un impact dans mon parcours de vie.

Pour prolonger ma prise en charge et surtout le déroulement de mon traitement, l'hôpital me propose un séjour en maison de repos, à Saint-Hilaire-du-Touvet près de Grenoble.

De cette manière, je ne serai pas trop loin de ma famille pour des visites et je pourrai me reposer davantage qu'en rentrant à la maison.

Bien évidemment, j'accepte ; de toute manière, je suis tellement « shootée » que je ne peux refuser. Mon frère m'accompagne pour m'aider à m'installer. Je suis dans un grand centre au cœur des montagnes. À ce moment de ma vie, je suis tellement perdue à l'intérieur de ma propre personne que je suis là où l'on me dit d'être.

J'ai l'impression d'être un corps familier, une apparence connue mais plutôt floue. Un corps âgé et fatigué qui paraît pourtant jeune et tonique. Je ne reconnais pas mon reflet dans un miroir. Je n'ai pas cette lumière dans les yeux, tout est éteint à l'intérieur. Et pourtant, il y a bien quelqu'un d'enfermé dans ce corps de douleur, qui hurle, qui se débat de ses liens pour s'échapper de cette torture. Je prends conscience petit à petit que cette personne, c'est moi. Je ne ressens rien d'autre que de la détresse, car personne ne me voit vraiment ; tout le monde s'arrête à mon apparence.

Je suis prise en charge par un rhumatologue qui ne connaît pas ma maladie. Il s'occupe essentiellement de rééducation dans ce centre et ne connaît pas mon cas. Je vais donc lui servir de cobaye !

Il faut dire qu'il y a neuf ans, quand on parlait de fibromyalgie, c'était plutôt pour des personnes plus âgées que moi. Les médecins diagnostiquaient plus des femmes à partir de cinquante ans. Mon âge, assez jeune pour cette pathologie, a surpris beaucoup de spécialistes.

J'ai donc toujours droit à mon traitement beaucoup trop dosé, qui, au grand désespoir des médecins, ne me soulage pas.
« Sur une échelle de 1 à 10, vous avez mal comment aujourd'hui ?
− À 9 !
− Mais ce n'est pas possible avec votre traitement ! »

Cette putain d'échelle !

C'est vraiment un système de notation archaïque. Comme si un malade pouvait mettre une note à sa douleur. Avec les années, je trouve cette manière de classer la douleur toujours aussi aberrante et stupide. Nous sommes tous différents, notre seuil de douleur est propre à chacun. On sait d'autant plus maintenant que la fibromyalgie est différente d'une personne à une autre.
Alors, comment pouvoir évaluer ma douleur si ce n'est en la vivant à ma place ?

Au cours du mois et demi que j'ai passé dans ce centre, j'ai vécu des situations que j'aurais eu du mal à croire possibles même au cinéma !

Une psychologue. La première que je rencontrais depuis le début de ma tourmente. Elle aussi m'a mis dans une catégorie de malade en deux secondes. Elle ne comprend pas ma colère. Mais pourquoi être en colère d'avoir mal !

Elle met en évidence le divorce de mes parents, l'absence du père. Elle a été très surprise que je sorte de son bureau brusquement pendant son monologue. Elle a simplement spécifié sur mon dossier que je suis en plein déni de ma vie, de ma maladie.

Un jour, je vais faire un examen du cœur à l'hôpital de Grenoble.

Pourquoi me direz-vous ?
Eh bien, pour faire le cobaye, pour comprendre pourquoi d'une simple péricardite virale, on en arrive à moi.

Mon papa, je ne sais pourquoi, a eu l'instinct de venir me voir ce jour-là. Heureusement, car les personnes qui s'occupaient de mon dossier me prenaient pour quelqu'un d'autre. À deux heures de l'après-midi, je n'avais toujours pas été prise en charge alors que je devais être la première patiente de la matinée. À six heures du soir, ils ne prévoyaient pas mon retour au centre de repos, puisque je n'étais pas la personne qu'ils pensaient ! Étant donné mon traitement lourd, je n'étais pas très crédible pour affirmer mon identité.

Je n'avais aucun papier. Un truc complètement dingue, je revois trop bien la scène.

Mon papa fait un scandale à l'accueil du service :

« C'est ma fille, je sais quand même qui est ma fille ! »

Moi, en blouse dans le couloir, les miches à l'air, pour essayer de hurler (sans voix bien sûr) que je suis bien moi. Papa a dû signer une décharge pour me ramener à la maison de repos. Aucune ambulance n'avait été appelée pour me ramener, puisque personne ne savait que j'étais là. Et vous pensez bien que ni moi ni papa ne voulions que je reste une nuit de plus !

Avec du recul et les années, j'en souris. Mais c'est vraiment fou. Je me demande toujours ce qui aurait pu se passer si mon papa n'avait pas été là.

Pendant cette période, j'ai été diagnostiquée par un grand professeur de Lyon, qui est renommé, mais n'a pas de solution à m'apporter. « Au vu de votre dossier et de l'examen de ce jour, vous êtes bien fibromyalgique. Vous devez continuer le traitement ; avec le temps, il vous soulagera. »

J'ai dans mon malheur eu la chance d'être diagnostiquée neuf mois seulement après le début des premiers symptômes. Je mesure ma chance par rapport à des malades qui se battent pendant des années pour avoir un diagnostic.

Je me rappelle une phrase de la première doctoresse qui m'a parlé de la fibromyalgie. « Je pense que tu souffres de fibromyalgie. Il n'y a pas de solution, pas de remède. On n'en meurt pas, mais on n'a pas assez de connaissances à ce jour pour te guérir. »

À ce moment-là, j'étais juste heureuse d'être enfin rangée dans une catégorie. Que mon mal soit reconnu.

Je ne savais pas encore qu'en fait ce n'était rien qu'un mot.

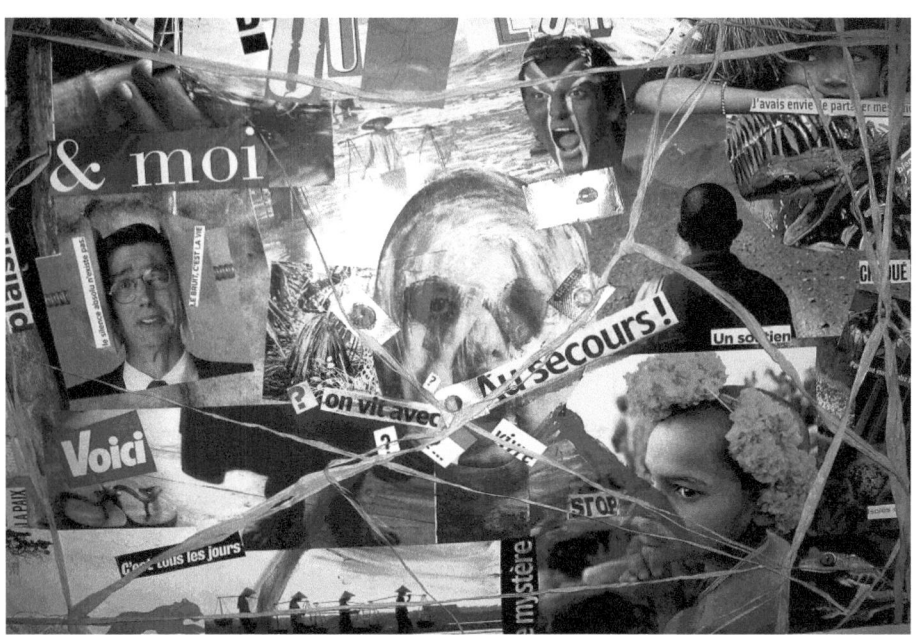

Voici la photographie d'un photomontage que j'ai réalisé pendant ma cure de repos. J'avais du mal à exprimer ce que je ressentais, mon seul moyen de communication était ma fibre artistique. Grâce à des images et des textes de magazine, j'ai tenté de faire ressentir « ma douleur ».

Ma douleur 2009

J'ai été bonne élève, j'ai continué mon traitement. Mais rien n'a changé.

Il y a eu une belle rencontre, une orthophoniste. Elle avait une approche différente des autres, c'est elle qui m'a orientée à ma sortie auprès de sa consœur qui me prendra en charge les sept années suivantes pour me donner une autre voix, un second souffle !
Me voilà fin octobre 2007, rentrée à la maison, une fibromyalgie et un semblant de moi.

Ma souffrance était toujours aussi forte, mais j'avais décidé de me battre contre cette maladie à armes égales maintenant que je connaissais mon ennemi. Et pour cela il me fallait arrêter les traitements pour arriver à dompter ce mal. J'étais l'ombre de moi-même. J'étais enfermée en moi, avec ma douleur.

J'ai été prise en charge par un médecin de famille, qui a tout à fait compris ma démarche et qui m'a aidée à entreprendre mon sevrage.

Ce fut un moment horrible. Mon corps me faisait ressentir le manque de médicaments, car avec les doses énormes que j'avais prises, il en voulait encore. Mon mal était toujours là, et mon cerveau de moins en moins endormi. Je reprenais vie dans mon corps, je pouvais donc exploser ma souffrance aux autres.

Quelle horreur !

Certaines personnes ont été présentes dans ma vie à cette période. Elles ont reçu et entendu des mots, que toute ma rage et ma colère leur ont envoyés à tort. J'étais enragée de douleurs, attachée et reliée à la fibromyalgie, essayant de la combattre sans jamais gagner. Et j'avoue être dans le même cas de figure aujourd'hui, dans le même combat, lorsque la douleur est trop forte.

Seulement aujourd'hui, toute ma colère, ma rage, ma haine ne sont destinées qu'à moi et ma maladie, plus aux autres. Certains de mes proches en font encore les frais, indépendamment de ma volonté, quand je ne contrôle plus rien.

Le chemin fut long, mais j'ai pu me sortir de ces médicaments, retrouver mon esprit, mon corps, ma combativité. Il m'aura fallu presque un an pour me sevrer progressivement et définitivement de tous traitements.

Au cours de cette période, j'ai quand même voulu trouver une autre manière de me soulager. J'ai donc pris rendez-vous avec le centre antidouleur de Lyon.
J'ai été reçue par un médecin qui m'a suggéré de changer de literie pour avoir moins mal au dos et qui m'a proposé de mettre des bouchons d'oreilles pour moins souffrir du bruit !

Autant vous dire que je n'y suis jamais retourné. J'ai eu le sentiment de ne pas avoir été prise au sérieux. J'avais besoin d'une écoute et de conseils plus concrets pour m'aider à supporter cette douleur.

J'ai fait un travail avec un immunologue des hôpitaux de Lyon ; il m'a proposé des probiotiques et un régime sans gluten. Il pense que la fibromyalgie est une maladie qui vient d'une intolérance alimentaire, ce qui explique mes douleurs et ma grande fatigue.
J'ai essayé son régime plusieurs mois, sans résultat. Hormis un portefeuille plus léger, car acheter des produits bien spécifiques a un coût. Mon état ne s'est aucunement amélioré.

Je suis aussi allée voir un rhumatologue des hôpitaux de Lyon ; il n'a pas compris pourquoi j'arrêtais les neuroleptiques puisque rien d'autre ne pourrait me soulager. Il a absolument voulu que je voie une psychiatre pour essayer de nouveaux traitements, sans entendre le traumatisme que j'ai subi avec ma prise en charge précédente. Il a aussi osé dire, sans aucune gêne, que j'avais peut-être subi des sévices quand j'étais petite. Que peut-être mon père m'aurait fait du mal !

Heureusement que je ne suis jamais seule pendant ces consultations, sinon personne ne croirait qu'on puisse vivre des rendez-vous comme je les décris. Cela montre à quel point une personne atteinte de fibromyalgie, comme pour d'autres pathologies, est parfois prise pour une folle. Notre mal n'est pas entendu mais surtout pas écouté. Un tel manque de respect est insupportable pour une personne vulnérable psychologiquement.

Ces rendez-vous plus que difficiles ne m'ont apporté aucun soulagement. Je me suis donc orientée vers de nouvelles prises en charge, dont une qui me rappela cette première belle rencontre sur le chemin de ma maladie, ce kinésithérapeute qui me traita par les pieds. J'ai donc recherché un praticien en réflexologie plantaire. J'ai eu la chance de trouver une réflexologue dans ma commune.
Ces séances m'ont beaucoup plu. Elle était douce et travaillait sur le corps dans son ensemble pour rétablir des déséquilibres. Elle me parla de son parcours, de sa formation. Cette rencontre me donna une vision différente de la prise en charge d'un malade. J'ai pu découvrir le bienfait des médecines douces.

J'ai pris un chemin improbable ; vous m'auriez parlé de douleur chronique, de fibromyalgie, de réflexologie plantaire avant ma maladie, je vous aurais souri. J'aurais essayé gentiment de vous bousculer un peu, de vous pousser à vous bouger davantage, à vous dépasser. J'aurais fait ce que la plupart des gens me disent ou ont envie de me dire aujourd'hui.

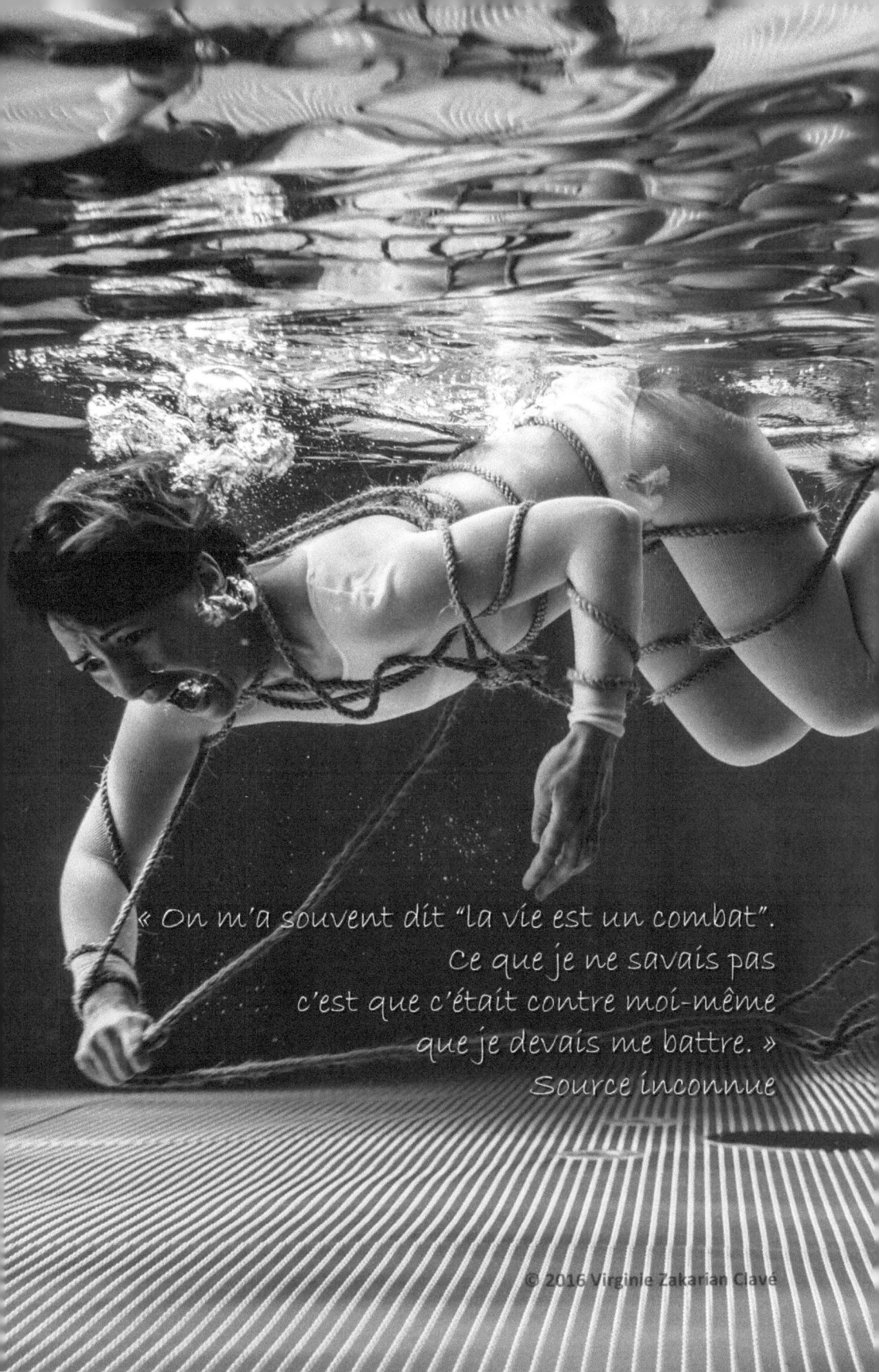

Ma vie avec la fibromyalgie

Comment comprendre une maladie qui ne se voit pas ?

« Ça a l'air d'aller aujourd'hui ! »
C'est une expression toute simple, qui peut déclencher un cataclysme chez une personne qui souffre.
Alors, comment dire « ça ne va pas du tout » ? Mais je ne vais pas faire la gueule tout le temps. Parfois, ça fait du bien au moral de voir des personnes, ça fait du bien aussi de s'apprêter un peu, pour avoir une meilleure image de soi.

Eh oui, je sais faire semblant d'aller bien. Alors, je peux souffrir atrocement, être fatiguée et avoir l'air d'aller bien.

Mais, si vous me regardez bien, que vous m'observez assez longtemps, vous verrez qu'à un moment le masque tombe. Mon visage change et je n'ai plus le contrôle, la maladie prend le dessus. Je peux d'un point de vue extérieur paraître lunatique. Mais je suis juste dépassée, je ne peux plus faire semblant.

À ce moment-là, je suis déconnectée.

Tous les sons qui m'entourent sont violents. Les phrases sont difficiles à comprendre, une conversation devient impossible pour moi, car je ne trouve plus mes mots.

Certains appellent ça le « *fibrofog* ». Le brouillard.

Les bruits me blessent, et je me protège dans ma bulle pour garder un peu d'énergie. Pour me permettre de supporter le mal qui m'oppresse, qui m'écrase, qui me mutile.

Voilà maintenant neuf ans que je suis malade et je ne sais toujours pas parler de ma maladie.

Quand une personne me demande ce que j'ai, je réponds : « Je suis très fatiguée et j'ai des douleurs ». J'ai rencontré tellement de personnes qui n'ont pas écouté mes maux que j'ai appris à les minimiser.

Mais si je disais vraiment ce qu'est *ma* fibromyalgie, je dirais : « La douleur commence le matin, avant même que je sois debout. Je ressens du mal dès que mon cerveau est en marche.

(quasiment tout le temps dirait mon mari, qui me fait souvent remarquer que je ne déconnecte jamais).

Mon corps est lourd, tendu, pressé. Souvent, j'ai l'impression au réveil d'être passée sous un rouleau compresseur, ou bien de m'être fait tabasser pendant la nuit.

Sympas les sensations au réveil, non ?!

Dès que je mets un pied au sol, je me programme à nier toutes sensations de douleurs, sans quoi, je me recoucherai, m'isolerai sous les couettes, dans le noir, et me couperai de tout. Pour essayer, je dis bien essayer, d'être un peu soulagée. Mais cette solution n'est pas possible, je ne me l'autorise pas. Pas d'être soulagée, non, mais de me laisser aller à rester coucher. Cela équivaut pour moi à baisser les bras.

Je me lève donc et j'occulte mes douleurs à la tête. Cela va de mon cuir chevelu que je ne peux pas coiffer comme je veux. Parfois, je ne peux pas me remonter les cheveux, car si j'exerce une légère tension, la douleur est insupportable.

Mes douleurs faciales, car à force de souffrir je fronce souvent les sourcils. Cette petite grimace m'occasionne des douleurs musculaires qui sont parfois intenables. J'ai mal aux mâchoires que je serre souvent inconsciemment.

Ensuite, descendons la chaîne. Mes cervicales. Quel supplice !
Si bien que j'ai très souvent un foulard pour me préserver cette zone de tout changement de température et de tout courant d'air. J'ai aussi souvent des maux de tête.
Je souffre aussi de mes épaules, mes bras, mes poignets et mes doigts. J'ai de nombreuses tendinites qui vont et viennent.

Je n'ai plus de force, je peine pour ouvrir des bocaux, je ne peux pas porter de poids, je ne peux pas lever les bras.

Ma cage thoracique n'a plus beaucoup d'amplitude. Je ne respire plus qu'avec le ventre maintenant. Je ne connaissais pas l'importance de ce muscle que l'on appelle diaphragme, mais j'ai pris conscience de son importance.

Beaucoup de douleurs digestives allant de l'estomac au foie, aux intestins. Des problèmes de transit permanents.

Je ressens ces douleurs dans l'ensemble du corps, soit une sensation de brûlures, de tiraillements, de picotements, de compression, de torsion, d'écrasement. Il n'y a pas une journée sans souffrance. L'intensité change et la sensation migre d'un espace du corps à l'autre. Si bien que je ne peux pas m'habituer à un mal puisqu'il change sans cesse.

Ensuite, allons voir sur la face arrière.
Eh bien, pour faire simple, dans tout le dos, chaque zone est douleur. Je ne suis soulagée ni couchée ni assise. Le repos est parfois plus difficile à supporter. Alors, pour ne pas penser que j'ai mal, eh bien, je m'occupe. Mais cela me fatigue.

Les fesses aussi me font souffrir : des picotements, des points.

Ensuite, les jambes, les cuisses, les genoux, les mollets, les chevilles, les talons. En fin de journée, les douleurs dans mes jambes sont intenables. Si bien que je gigote tout le temps, je me démange de douleur.

Alors oui, je n'ai pas mal partout tout le temps, pas mal partout en même temps ; la douleur se déplace, son intensité fluctue selon beaucoup de critères aussi, comme le temps (la pluie, l'humidité), la situation (stressante, bruyante), l'émotion (colère, tristesse) et surtout la fatigue.

Car au-delà de la douleur, il y a la fatigue. Cette sensation de vide intérieur. Cet épuisement qui rend les choses si dures à faire, comme si on portait un poids énorme. Cette fatigue est présente elle aussi du réveil au coucher ; aucune nuit ne la diminue. »

C'est une maladie pesante, oppressante, invalidante et pour l'instant permanente.

Alors autant vous dire que pour moi une journée de vingt-quatre heures est interminable.
Dès le réveil, j'ai l'impression que le temps est au ralenti. À peine éveillée, je rêve de me recoucher. Seulement le temps qui s'écoule entre ces deux étapes est infini de douleurs, d'efforts à fournir, et de gestion de la maladie.

Je ne m'octroie pas assez de temps pour me reposer. Entre la gestion des filles, de la maison, des corvées (*comme dit mon mari*), je n'ai plus beaucoup de temps pour moi.

Tout se complique quand je dois faire plusieurs choses en même temps, je suis vite perdue ; je dois donc puiser de l'énergie pour rester concentrée. C'est pourquoi je fais un maximum de choses quand les filles sont à l'école et à la crèche. Pourtant ce temps libre, je suis censée le garder pour me reposer !

Souvent j'attends avec impatience le moment de me coucher, seulement, c'est ce moment que la fibro choisit pour me faire le décompte de ses ressentiments et me priver de ce repos tant attendu. Tous les moments de vie, bons ou mauvais, deviennent une contrainte. Je veux vite qu'ils se terminent pour passer à autre chose, pour que ma journée défile plus rapidement. Je n'arrive pas à être dans la notion de pleine conscience, d'apprécier le moment présent, de l'accepter si c'est un instant difficile. Je suis dans l'obligation et l'attente.

Cette souffrance physique et mentale sans relâche m'épuise, je suis fatiguée de ne pas avoir une vie « normale ».

Reconnaissance

Cette maladie est invisible et invalidante. Un comble dans cette société où tout handicap doit se voir pour être reconnu.

Pour nombre d'entre nous, une personne handicapée est une personne en fauteuil roulant, les pictogrammes en sont la preuve.

Face à cette reconnaissance de personne handicapée, il faut savoir que même les malades entre eux ne sont pas égaux dans un pays d'égalité !

Les malades souffrant de fibromyalgie ne sont pas reconnus au même titre d'une région à l'autre. Pour la Sécurité sociale et pour les maisons départementales qui attribuent les cartes de priorité et de stationnement. C'est une réelle injustice, mais on doit composer avec. J'en ai fait l'expérience au début de ma maladie. J'ai pu être reconnue invalide dans le département du Rhône. J'ai obtenu une carte de stationnement et de priorité sans difficulté, simplement avec mon dossier médical. Mais quand il a fallu les renouveler deux ans plus tard parce que j'avais déménagé de seulement sept kilomètres en passant du Rhône à l'Isère, la carte de stationnement m'a été refusée.

Pourtant dans ces sept kilomètres ma maladie n'a pas diminué ni disparu ! J'ai dû me déplacer à plus de cinquante kilomètres de chez moi, pour être reçue par un médecin qui ne connaissait pas la fibromyalgie. Ce médecin m'a posé des questions bizarres par rapport à ma demande. Elle se demandait pourquoi je n'avais pas pris le train pour venir, plutôt que de déranger mon papa.

Ça paraît évident. Pourquoi une personne souffrant de fibromyalgie, qui a une grande fatigue, des douleurs diffuses, et ne supporte pas le bruit et la foule, préfère-t-elle prendre la voiture plutôt que les transports en commun ?

De plus, elle m'a bien fait comprendre que mon inactivité la contrariait. Elle m'a beaucoup parlé de reconversion professionnelle.

Je ne demandais qu'une carte de stationnement et de priorité non pas une reconnaissance de travailleur handicapé !

J'ai donc dû écouter ses remarques, subir ses jugements, sans aucune raison valable. Un médecin est censé être à l'écoute et aider les personnes dans une situation difficile.

Ce médecin m'a auscultée sans jamais faire référence aux 18 points qui permettent un diagnostic de fibromyalgie. Elle m'a simplement demandé de toucher le sol et de lever les bras en l'air !

Bien évidemment, au vu de ce rendez-vous, vous aurez bien compris que je n'ai pas pu être entendue ni même écoutée par rapport à mes besoins. Je n'ai pas eu cette carte de stationnement, même après ma demande de recours gracieux, et ça depuis cinq ans. J'ai pu obtenir une carte de priorité, qui m'aide déjà un peu, quand j'ose l'utiliser.

Là aussi, c'est se confronter aux jugements et aux regards des gens.

Devoir se justifier de demander de passer devant quelqu'un à une caisse de priorité. Entendre des « Pourquoi ? T'es prioritaire toi ? »

J'ai toujours été sujette à plus de reconnaissance et d'empathie des gens quand j'étais enceinte !

Pour le peu de fois où je vais dans des grandes surfaces, c'est toujours quand il y a le moins de monde possible. Je fais toujours en sorte d'aller à l'essentiel, je ne flâne pas dans les rayons pour profiter du moment. Je me préserve ; c'est comme si chaque personne que je croise me prenait un peu d'énergie.

Alors je reste beaucoup à la maison.

Mais à la maison tout est difficile, juste m'habiller est un calvaire. Prendre ma douche, me laver les cheveux en levant mes bras, me frotter. La sensation de l'eau sur mon corps, je perçois chaque goutte comme un coup de couteau.

Les tâches du quotidien, préparer le repas, le ménage, étendre le linge, les courses. Recevoir aussi est une souffrance.

J'aimerais tellement pouvoir m'entourer de ma famille, partager de bons moments, mais les douleurs et la fatigue viennent tout gâcher. Une autre chose aussi à laquelle on ne pense pas forcément : les contacts physiques, une étreinte, un câlin, une bousculade amicale.

Même se livrer à un moment de tendresse est une programmation personnelle ! Je me prépare toujours à « subir » un contact. Je programme mon corps à ressentir une pression douloureuse qui doit m'apporter du réconfort.

Ce n'est pas facile, et souvent je me prive de ces moments et je suis distante.

Donc oui, d'un point de vue extérieur parfois, j'ai l'air d'aller bien. Mais au fond de moi je préférerais que vous me demandiez comment je me sens aujourd'hui. Et surtout que vous me donniez l'occasion d'entendre ma réponse et de l'écouter. Que je sache que je peux exprimer réellement ce que je suis, sans être jugée, sans avoir la sensation de déranger, juste d'être acceptée.

C'est difficile pour les personnes extérieures d'admettre cette maladie, car elle ne se voit pas, ou bien elle les dérange. La fibromyalgie complique trop les choses, elle ne laisse plus de place à la spontanéité. Tout est sous contrôle. C'est difficile à accepter pour moi aussi.

Cela fait neuf ans que je suis entrée en guerre contre *ma* fibromyalgie. C'est une guerre particulière, car personne ne gagne vraiment, aucune des deux n'abandonne. C'est une histoire sans fin, un éternel recommencement, un cercle vicieux.

Je dis souvent que je l'ignore pendant un long moment. Elle me bombarde de coups de plus en plus violents. Elle m'anéantit. Mais je suis obstinée et je me relève, un peu sonnée quand même ! Mais je veux la combattre. Je lui fais à nouveau face et l'affronte encore en continuant tant bien que mal de « vivre ». Mais la fatigue est de plus en plus forte : je ne récupère plus, je ne supporte plus les coups. Et là, la maladie s'engouffre dans une faille et me martèle de douleur, si bien qu'elle m'oblige à me retirer. Alors je récupère, je lui fais croire qu'elle a gagné. Mais ma fierté est plus forte que la raison, et dès qu'un semblant d'énergie resurgit, je l'affronte à nouveau.

Et ça, sans relâche depuis neuf ans. Alors vous me trouverez idiote de continuer ce combat qui ne sert à rien. Mais changer des habitudes, des traits de caractère, ce n'est pas si simple. C'est pour moi la seule méthode que j'ai trouvée pour avancer.

Quand parfois je m'autorise à penser plus à moi, à m'écouter, certaines personnes de mon entourage me font bien ressentir que ma manière de faire ne leur plaît pas. Eh bien oui, je ne suis plus dans la notion de « faire plaisir ». Mes choix, ma manière d'agir peuvent entraver leur vision des choses, leur programme, leur plaisir !

Je fais ça pour moi, pas contre eux.

Alors, comment faire ?

La femme que j'étais avant la maladie aurait pris sur elle et tout fait pour ne pas décevoir. Besoin de reconnaissance, d'être aimée, peur d'être abandonnée.

J'ai conscience d'avoir toujours voulu faire plaisir aux autres, mais voilà où j'en suis aujourd'hui. À force de m'être mise de côté, de ne pas m'être écoutée, mon corps a fait en sorte que cette fois, je l'écoute. Que je m'écoute. Il m'a permis d'une manière violente et douloureuse de faire le point avec moi-même et de me recentrer. Maintenant, je m'autorise à penser à moi. Car si je ne le fais pas, qui le fera pour moi ?

Je fais beaucoup pour mes filles et mon mari ; j'ai conscience que cela n'est quand même pas assez pour avoir une vie « normale », mais nous sommes heureux, car nous sommes unis.

La famille, les amis, les loisirs

Je dois, pour me reconstruire, faire un travail de deuil de ma vie d'avant. Recomposer avec ce que la maladie me laisse comme possibilité. Avoir de nouveaux projets, de nouveaux rêves possibles à réaliser. Mettre de côté mon métier, mais heureusement garder un goût artistique qui me permet de m'évader souvent.

J'ai dû renoncer aux rêves de petites filles : d'un grand mariage, de voyages, de grands repas de famille.

La réunion de famille qui est la plus cruelle à mes yeux est Noël. Ce moment de partage et d'amour. Cette fête est pour moi une mutilation physique et morale *(surtout quand il faut fêter le 24 décembre au soir et le jour de Noël)*.

Le monde, les cris des enfants, parfois des parents !

Le repas qui dure des heures, rester assis, les conversations qui fusent de part et d'autre, et moi qui subis. La force et l'énergie que je puise pour toujours sourire, pour faire semblant. Et le mal qui s'installe, qui me martèle et m'assène de coups.

La nuit qui suit un moment comme celui-ci est pour moi une nuit face à la maladie. Une nuit où je ne dors pas, car elle me prend en otage. Elle me met à l'épreuve de ses coups violents, mais je ne me laisse pas faire, je ne me rends pas.

Cette souffrance est très longue à se dissiper, elle est tellement violente qu'elle se cramponne dans mon corps. Elle me déchire en se retirant comme pour me marquer au fer rouge, pour que je n'oublie pas que je suis allée trop loin. Elle me prend le peu d'énergie qu'il me reste.

Et de cette fête-là, j'ai beaucoup de mal à me relever.

Ce n'est donc pas avec grande joie que j'accueille une nouvelle année, emprisonnée dans ce mal. À éprouver cet étouffement et ce besoin d'être libérée de tout ça.

Mon mari me dit de préciser aussi le stress et l'appréhension que je ressens avant de recevoir du monde à la maison. Alors bien sûr, je réfléchis beaucoup (comme beaucoup de femmes) à ce que je vais cuisiner, à la décoration de ma table, à l'organisation du repas. Mais je pense aussi à ce qui m'attend en matière de gestion de la douleur, de la fatigue, du bruit.
Mon mari tente de me rassurer à chaque fois sur le bon déroulement des choses. Comme je lui dis, je ne doute pas de mon repas, de notre accueil, car je fais toujours mon possible pour recevoir au mieux.

Pour tenter de lui faire comprendre mes peurs. Je lui ai récemment demandé comment il réagirait, si, à une date donnée, il savait qu'il allait être torturé, blessé, que sa vie ne serait pas menacée, mais qu'il allait souffrir atrocement ? Serait-il stressé et/ou inquiet à l'approche de cette date ?

J'ai dû revoir à la baisse aussi mes aspirations à être une bonne épouse, une bonne mère, une bonne ménagère, à être irréprochable à tout niveau.

Au début de ma maladie, j'étais vue comme une personne fainéante. Mon inactivité n'était pas comprise. Ma maladie n'était pas assez importante pour justifier mon invalidité.

Aujourd'hui, je ne suis plus malade aux yeux des gens mais mère au foyer. Tout ce que je fais pour mes enfants, mon mari, tout est normal. Je n'ai pas le droit de me plaindre puisque la société pense que c'est un choix. La maladie n'a plus sa place. Je n'ai donc plus d'autre option que de la gérer différemment.

Maintenant, j'apprends à m'écouter. Je ressens ma maladie, je l'accepte et je vois comment je peux vivre avec elle *(du moins j'essaie)*. Je me mets moins de pression et réduis mes objectifs. De sorte d'être moins frustrée lorsque je ne parviens pas à terminer ce que j'avais prévu.

J'apprends à me plaindre. Pas à me faire plaindre ! Nuance.
Simplement dire que j'ai mal. Et je découvre un sentiment de légèreté quand j'ose le faire. J'arrête de ruminer au plus profond de moi, je m'autorise à exister.

Car j'ai le droit de m'exprimer, de dire que j'en ai assez de subir. Je n'en peux plus de cette vie de galère. Je mérite mieux. Je sais qui je suis au plus profond de moi, je sais que je suis une « super nana » et que je ne veux pas être seulement l'image que la maladie renvoie.

Ce qui me sauve aussi, c'est ma rage de vivre.

J'ai toujours envie de sortir, d'être entourée d'amis, de notre famille, de voyager, d'aller au cinéma, d'avoir des projets. Alors souvent mes propositions ne peuvent pas se réaliser, car la fatigue est trop grande à ce moment-là. Mais je les garde bien au chaud, pour les faire dès que j'en aurai la force. Je ne sors jamais au cinéma, au restaurant ou en réunion de famille sans mes bouchons d'oreilles comme m'avait suggéré le médecin du centre antidouleur.

Je me prépare toujours mentalement à chaque évènement. Souvent je parle à ma colocataire, « Dame fibro », pour qu'elle me laisse un peu de répit pour cet instant de vie, lui promettant que je l'écouterai un peu plus tard. Je lui précise que je ne l'ignore pas, qu'elle ne se vexe surtout pas. Simplement que j'ai besoin de ce moment sans elle. Alors, autant vous dire que, comme elle est plutôt susceptible, elle ne m'écoute pas toujours. Parfois elle se la joue, mais parfois elle joue un peu le jeu.

Laissez-moi vous présenter « Dame fibro ».
J'ai eu besoin pour me faciliter le combat de personnaliser la maladie. Je l'ai donc imaginé comme une femme sublime à qui tout réussit. Vous savez ces femmes qui ont une classe naturelle, dont les fées se sont penchées sur le berceau. Celles qui peuvent tout manger et qui ne prennent pas un gramme. Ces femmes qui sont divines même au réveil. Vous voyez ! Pas trop difficile d'être agacée.

En contrepartie, elles ont un caractère de merde, des vraies chieuses, capricieuses, susceptibles… Eh bien, voilà la description de ma colocataire.

Autant vous dire qu'elle s'est installé un soir de faiblesse de ma part, je l'ai laissée s'installer pour une nuitée et elle n'est plus jamais repartie. J'ai pourtant essayé de la mettre dehors de force mais rien ne fonctionne. Elle s'incruste. Du coup, je fais avec sa classe internationale et ses humeurs !

Encore une fois, mon bon cœur m'a fait défaut. Mais aujourd'hui c'en est trop, je ne la supporte plus. J'ai donc fait appel à un coach personnel nommé « Courage ». Il m'aide à assumer mes choix et à avoir une meilleure estime de moi.

J'ai donc décidé de sous-louer les lieux à une nouvelle colocataire qui m'a été conseillée par mon coach. Celle-ci s'appelle « Paix ».

Je m'entoure aussi de belles personnes. Des personnes qui ne me jugent pas, et qui ne me remettent pas en plein visage ma maladie et ses inconvénients.

J'ai lu récemment, dans un article qui parlait du deuil de la maladie, que pour s'accepter il fallait aussi se sentir accepté. Qu'on ne se sente pas obligé de se justifier sans arrêt. Qu'on soit écouté et reconnu, pour enfin admettre ce que l'on est devenu. Sans avoir peur de déplaire ou de déranger. Juste être soi, en harmonie avec notre nouveau « moi ».

Personnellement, une grande partie de mon entourage a cette vision des choses. J'ai beaucoup de chance. Si les autres pouvaient avoir cette ouverture d'esprit, ce serait pour moi de l'énergie de gagnée. Car je perds beaucoup de force à essayer de me faire accepter de tous, de ceux qui ne me comprennent pas. De ces personnes qui me mettent à l'épreuve sans cesse par pur égoïsme. Sans même se mettre à ma place une seconde. Ces personnes-là, je les fuis. C'est mieux pour moi comme pour elles.

Pour me sortir de ces atteintes extérieures, je verbalise mes contrariétés pour ne pas me charger de futilité. La maladie m'a rendue encore plus franche et directe.

J'ai entrepris un gros travail personnel pour me rétablir des blessures passées et tenter de faire le deuil de ma vie d'avant. Je ne suis pas arrivée à ce travail sur moi facilement, il m'a fallu du temps pour en avoir la force, en ressentir le besoin.

Sur cette route, j'ai été aidée par des approches non conventionnelles. J'ai longtemps hésité avant de consulter pour des séances d'hypnose intégrative, je voulais trouver le « bon » praticien. J'ai eu un contact, j'ai attendu trois mois avant de l'appeler. Et à une période de crise profonde et intense, j'ai échangé avec une hypnothérapeute très à l'écoute, sensible, empathique. Son approche m'a aidée plus que toutes les techniques que j'avais abordées jusqu'ici.

Et je suis heureuse de parler d'elle aujourd'hui, car dans mon cœur elle fait partie de mes bonnes fées.

Mon amie sophrologue et praticienne en santé humaniste m'a aussi permis d'avancer dans ce travail. Avec elle, j'ai pu revisiter des souvenirs, les revivre, les réinterpréter, les mettre au clair dans mon esprit, et surtout me libérer des plus pénibles.

Une autre approche m'aide beaucoup, c'est un traitement de fond. Les fleurs de Bach. Je ne sors jamais sans mes pastilles de *rescue*. Ma conseillère me permet, grâce à son traitement qu'elle adapte à chaque fois, de gérer tous les parasites qui fourmillent autour de la fibromyalgie. Je parle de tous ces sentiments et ressentiments qui s'imprègnent.

Comme vous pouvez le voir, ce n'est pas un psychologue qui a pu m'aider à faire ce travail, pourtant j'en ai consulté une pendant plus d'un an. Il m'a fallu rencontrer les bonnes personnes au bon moment pour pouvoir avancer dans ma reconstruction.

Car le plus difficile pour moi est d'avoir confiance en la médecine et surtout en les médecins. Je ne me sens pas écoutée par la médecine institutionnelle. J'ai l'impression d'être une « chose » qui parle et qui se plaint beaucoup, à qui on donne des petites pilules pour qu'elle se taise un peu. Les médecins n'ont pas le recul sur les effets secondaires de leurs médicaments. Ils n'imaginent pas l'espoir qu'un malade met dans chaque nouveau traitement et le désespoir qui les pousse à essayer encore afin de guérir. Tout ça, je l'ai vécu et je ne le veux plus. Je suis très sceptique dès qu'un médecin me propose un nouveau traitement. Je suis catégorique sur mon refus de reprendre des produits chimiques.

Les médecines douces sont justement « douces », elles sont pour le corps le remède le plus respectueux de l'être dans sa globalité. Une écoute de la personne, de son ressenti, de son rythme et de sa vie.

Voilà pourquoi j'ai fait ce choix personnel de prendre ma vie en main à ma manière en respectant mon passé, ma maladie, car elle veut me dire quelque chose « le mal a dit », et mon futur.

C'est un long chemin, car il est loin d'être terminé, mais j'aime assez la personne que je deviens.

Le fait d'être malade et d'avoir eu un parcours plutôt atypique, avec une maladie qui n'est pas connue, m'a permis aujourd'hui de pouvoir en de nombreuses circonstances me mettre à la place d'autrui et d'essayer de comprendre avant de juger.

Au départ de cette démarche, je me suis dit que, si la vie m'a donné cette épreuve, c'est pour une raison. Seul Dieu sait laquelle, mais je dois composer avec la maladie maintenant.

J'ai donc fait un bilan de compétences pour essayer de trouver un métier qui soit possible pour moi, en tenant compte de mon handicap physique et de ma grande fatigue. Il m'a fallu vivre un vrai dilemme entre mes envies et mes possibilités, si bien que là encore, c'est la fibromyalgie qui a gagné.

Aucun métier que j'aurais voulu exercer n'était possible.

Le travail

Je me suis donc orientée vers un secteur qui était pour moi plus un intérêt personnel qu'une reconversion professionnelle : la réflexologie plantaire. J'ai fait des recherches pour trouver la formation qui correspondait le plus à mes attentes. J'en ai trouvé une qui se déroulait dans un lieu magique animée par une personne sensationnelle, Mireille Meunier.
Un choix dans ma vie qui a été un tournant. J'ai rencontré des personnes ouvertes aux autres. Pas de jugements, une écoute du corps et de l'esprit, une bienveillance.

On peut dire que suivre cette formation a été le point de départ de ma nouvelle vie.

J'ai rencontré de très belles personnes qui m'ont offert un regard différent sur les choses et sur moi. Qui m'ont donné des outils pour les relations humaines en général, avec beaucoup de respect.

J'ai donc suivi cette formation, fait le perfectionnement en médecine chinoise. Cette approche m'a appris à prendre en charge l'ensemble du corps et non pas juste le mal que l'on décrit. Le corps est composé d'un ensemble d'éléments qui dépendent les uns des autres.

Si un élément ne va pas bien, il entraîne des conséquences en chaîne. Il faut donc prendre en charge une personne dans sa globalité.

J'ai pu pratiquer sur moi principalement, un peu sur la famille. Je savais que je ne pourrais pratiquer professionnellement cette approche, mais que c'était un outil. Je l'utilise toujours aujourd'hui, même sur mes filles, et je ne me ferme pas l'option de pouvoir pratiquer cette douce technique un jour.

Cette formation m'a permis d'avoir une vision différente d'un patient. Grâce à elle, j'ai appris que le corps recherche toujours l'équilibre énergétique et il pallie souvent le dysfonctionnement d'un organe en sollicitant un autre.

J'ai fait un transfert de cette recherche d'équilibre à mon histoire et je m'aperçois que dans mon fonctionnement personnel j'ai toujours recherché que l'on me témoigne de l'amour, et surtout mon père.

Petite, j'ai voulu pratiquer tous les sports télévisés qu'il aimait. Je me suis intéressée à tout ce dont il me parlait. J'apprenais par cœur les chansons qu'il fredonnait. J'étais sa plus grande admiratrice. À l'adolescence, je me cherchais, et on s'éloignait. Il était occupé par son travail, et moi une ado compliquée et rebelle.
Jeune adulte, je suis devenue studieuse, et la vie a fait que je suis devenue son employée. En acceptant ce poste, j'espérai retrouver mon

père. Mais sans le savoir, ce travail nous a éloignés davantage. Je m'épuisais à vouloir un rapprochement paternel. Un lien, un échange, de l'affection. Mais j'ai trouvé un patron, un « bon patron ». Mais ce n'était pas ce que je recherchais. J'ai voulu partir, mais là, c'est le père qui s'est interposé, ne comprenant pas mon choix et mes besoins. Par manque de confiance en moi et sans encouragement paternel, je suis restée et j'avais toujours les mêmes attentes.

J'ai conscience d'avoir malmené ma tête avec ces ressentiments ; mon corps aussi a subi toutes les choses faites à contrecœur et de ne pas m'être assez écoutée. J'ai minimisé mes problèmes gastriques, mes douleurs lombaires, mes problèmes intestinaux. En pensant que c'était dû à mon mode de vie.

Aujourd'hui, je refais souvent ma vie avec des « si ». Et si j'étais partie à Montpellier faire un BTS, et si j'avais fait mon école de fresque, et si j'étais partie en Martinique. La notion qui revient toujours, c'est « Partir ».
Et si la maladie voulait me faire passer un message. J'ai longtemps décrit mes douleurs comme si quelqu'un me tabassait. Un jour, j'ai essayé de voir les choses différemment. Et si mes douleurs étaient en fait causées par quelqu'un qui est emprisonné en moi ?

Comme si cette personne tapait, se déchaînait pour sortir de cette prison.

Cette nouvelle vision des choses m'a permis de ne plus subir mes crises de la même manière. Le corps exprime ce que l'esprit ressent. Je n'ai jamais été prête à accepter la partie psychologique de la maladie. J'ai toujours trouvé ça trop facile de mettre cette maladie dans ce tiroir et vouloir la minimiser.

J'admets simplement que mon passé m'a amenée à avoir ce rythme de vie, ces attentes affectives, cette vision de la vie. Ils m'ont poussée à être exigeante avec moi-même, et pas dans le respect.

Aujourd'hui, la maladie m'a, d'une manière assez violente, obligée à faire ce travail d'introspection. Je lui dis parfois qu'elle est ma meilleure ennemie.

Avec le recul, je souris en repensant à la psychologue que j'avais rencontrée à la maison de repos. Je me rends compte qu'elle avait sûrement raison sur certaines choses de mon histoire, mais pas sur tout. Pas comme ça et surtout, je n'étais pas encore prête à tout admettre. Sa méthode n'était pas adaptée. Elle avait raison sur le fond mais pas sur la forme.

À ce moment-là, j'avais juste besoin d'être entendue pour le mal qui me dévorait plus que pour mes blessures passées. À force de questionnement, j'ai pu comprendre que j'ai bien eu le manque d'un père. Et c'est pour cette raison que je me suis toujours amourachée de personnes qui ne me correspondaient pas. J'ai toujours voulu qu'on m'aime, quitte à changer pour ne pas être seule ; une grande peur de l'abandon.

Je me rends compte aussi aujourd'hui que ce sentiment a été balayé de mon être, quand mon papa est revenu prendre sa place dans ma vie. Depuis qu'il m'a prouvé qu'il m'aimait et que je comptais pour lui. Depuis qu'il a pris connaissance de ma souffrance passée et qu'il est resté auprès de moi pour me soutenir dans ces moments difficiles. Depuis qu'on s'est retrouvés, je suis une femme épanouie, qui n'a pas de manque à combler et qui vit simplement son histoire en paix. Donc oui, sur ce point je rejoins la psychologue. Mais rien à voir avec la fibromyalgie, on est d'accord.

Je me revois souvent dans ma vie d'avant, à courir toujours après le temps. Dans un travail qui ne m'apportait pas beaucoup de satisfaction.

Je voulais toujours être irréprochable pour être reconnue, mais j'étais beaucoup trop « rigide » pour travailler dans la communication. La fibromyalgie m'a donné cette opportunité de sortir de ce moule qui ne me convenait pas.
J'aurais sûrement fini par changer de voie tôt ou tard ; personne ne peut le confirmer, mais, avec les formations professionnelles actuelles, j'en suis persuadée.

Ce qui est dommage, c'est qu'aujourd'hui j'ai plus qu'envie de travailler à nouveau, mais je n'en ai pas la force !

Ma vie professionnelle est en stand-by, mais j'ai la chance qu'en parallèle ma vie personnelle soit riche.

Pour commencer, je me suis mariée avec mon grand amour de jeunesse qui est revenu dans ma vie un an après la maladie.
J'étais en plein sevrage donc pas le moment le plus facile pour moi. À sa manière il m'a aidée, il a appris lui aussi à composer avec ma maladie ; ça n'a pas dû être facile.

Il m'a toujours encouragée dans mes démarches, dans mes formations. Il a toujours respecté mes choix et ne les a jamais critiqués. Il a su être ouvert aux différentes approches que j'ai pu essayer pour me soulager.

La compréhension de ma maladie n'a pas été simple. Car même s'il vit avec moi au quotidien, il lui arrive d'oublier, encore aujourd'hui, que je suis malade. C'est quand il ressent lui-même une douleur, que celle-ci l'irrite, le fatigue, qu'il se met à ma place, et me comprend. Il se dit que c'est mon quotidien. Cette situation lui fait un petit rappel.

Il ne lit pas en moi comme dans un livre ouvert, car je m'efforce d'être forte. Parfois il ne ressent pas comment j'aurais besoin de lui, de me reposer sur lui. Ne serait-ce que pour les enfants. Mais j'ai un mari qui est très à l'écoute et qui a toujours cette volonté de m'aider.

Je crois ne jamais l'avoir remercié d'être resté. De me soutenir comme il le peut et surtout de me supporter. Car je n'ai aucun contrôle sur le moment où la maladie devient insupportable. Je ne me rends pas compte que je deviens une personne différente pour les autres. Toute ma souffrance se transforme en colère et la première personne que j'ai sous la main pour décharger cette colère, eh bien, c'est souvent lui ou ma maman.

Merci maman d'être toujours là pour moi. Tu as vécu ces neuf années à mes côtés, et je ne te dirai jamais assez : « Merci de ton soutien sans relâche et de ton amour inconditionnel ».
Et merci à toi mon amour de m'aimer comme je suis et de rester malgré la maladie.

On a pu devenir propriétaires, se pacser pour commencer et le projet de fonder une famille est arrivé. Je dis bien projet, car au départ j'ai beaucoup réfléchi. Je ne voulais pas infliger à un enfant qui n'a rien demandé une maman comme moi. Comment allait se passer ma grossesse, allais-je la supporter ? Et l'accouchement ? Et surtout, comment allais-je pouvoir m'occuper de mon bébé tout en gérant ma fibromyalgie ?

À cette période, je me posais beaucoup de questions. J'ai recherché des témoignages de fibromyalgiques pour m'aider.

J'ai pu m'inscrire sur un forum : « Fibro'Forum[3] ». Celui-ci a lancé un projet de travail, recueilli des textes de personnes malades. On avait pour objectif de le faire éditer pour le donner à des associations afin d'aider les malades dans leur isolement, ou encore des médecins pour qu'ils entendent un peu mieux notre souffrance. Étant donné que ce forum n'est composé que de personnes atteintes de fibromyalgie, l'énergie nous a manqué à toutes pour le terminer.

Texte que j'ai écrit en 2010, pour ce projet de livre :
« Je suis enfermée, esclave de ce corps qui n'est plus le mien. Qui suis-je ? Que suis-je devenue ?
Une personne à l'opposé de l'avenir que je m'étais tracé. Depuis 2007, ma vie a basculé. Des mois de douleurs, de recherches, de médecins, de conflits, de batailles et enfin un nom : "fibromyalgie". Au départ, j'étais soulagée, car on avait trouvé de quoi je souffrais. Ma désillusion a été forte quand, même avec un nom, ma souffrance restait la même, puisque rien ne la soulageait.
Avec l'arrêt de mon activité professionnelle et les amis qui se faisaient rares, ma vie a changé. Heureusement que ma famille était toujours présente, sinon rien ne me retenait. On m'a souvent dit d'accepter ma maladie, que le temps ferait les choses. Comment accepter à tout juste trente ans maintenant d'avoir cette vie ! Ma tête, mes envies, mon caractère n'ont pas changé, j'ai toujours envie de danser, de voir du monde, de sortir au restaurant, de vivre normalement. Mais mon corps, lui, a mal sans cesse ; il est fatigué et me fatigue, je ne supporte plus le monde, le

---

[3] http://www.forum-fibromyalgie.com/

bruit. Alors quel avenir vais-je avoir maintenant ? J'ai même peur d'avoir un enfant. À quoi bon, si c'est pour ne pas arriver à lui donner toute l'énergie et la vie que je m'étais imaginé lui offrir ?

Alors, je me bats tous les jours pour que la maladie ne me gagne pas trop ; mon combat est souvent perdu d'avance, car elle est victorieuse à chaque fois. Alors je reste "K.-O.", je récupère et me relève, et le cercle sans fin continue. Certains me diront dépressive !
La maladie me déprime oui, mais comment ne pas déprimer quand on a mal partout ; quand on ne supporte rien ; quand notre entourage oublie même parfois notre maladie puisqu'elle ne se voit pas ; quand on doit faire face à l'image que les autres ont de nous et aussi celle que l'on a de nous-même. Comme dit mon compagnon, on ne fait pas couple à deux mais à trois. La maladie prend une place à part entière. Alors avec ce boulet qui me colle à la peau, je ne vis pas, je survis. »

Au cours de mes recherches sur Internet, j'ai pu trouver un blog, celui de « Little Miss Fibro[4] ». Cette jeune femme parlait avec tellement de franchise de notre quotidien. Elle y ajoutait souvent une dose d'humour. Lire ses textes était pour moi d'un grand réconfort, car je ne me sentais plus seule !

J'ai été bouleversée quand, un jour, j'ai lu un texte de son mari, nous expliquant qu'elle avait baissé les armes et qu'elle était partie.

---

[4] http ://www.littlemissfibro.com/

La gestion du quotidien

Tout est un combat maintenant, une gestion. Il n'y a plus de normalité, plus de banalité. Plus de quotidien.

Je vais essayer de vous donner des exemples concrets pour que vous preniez conscience de ce que je vis et ressens au quotidien pour des choses ordinaires.

Mes nuits ne sont d'aucun repos. Parfois, je n'ai même pas de nuit tellement mon cerveau est en marche. Je suis en veille. Après ces interminables heures de non-repos, mon corps est en miette. Si mon mari s'approche de moi le matin pour m'enlacer, je lui fais signe qu'un câlin n'est pas possible. Son étreinte va me briser.

Depuis neuf ans, je ne connais aucun réveil sans douleur et sans fatigue. C'est une lutte pour me sortir du lit, me lever et commencer ma journée. Je ne m'autorise aucune écoute, je m'expulse du lit.

C'est encore plus difficile depuis que je suis maman. Chaque matin, je dois lutter contre mes raideurs, ma grande fatigue pour habiller les filles. Les porter et leur faire des câlins, de bon matin. Alors que je ne supporte même pas le contact de mes vêtements sur ma peau. Prendre mes enfants dans les bras est un travail sur moi.

Je me cramponne à leur petit être pour que mes muscles ne cèdent pas. Je me concentre sur chaque zone de mon corps pour ne pas les lâcher. Mes tendinites ne se remettent jamais.

Mais comment refuser à son enfant de se lover contre soi, de récupérer une dose de réconfort après l'école par exemple ? Surtout que j'ai autant besoin de ces moments de tendresse qu'elles.

Alors je puise dans mes forces pour ne pas manquer à mon rôle de maman, pour que la maladie ne me prive pas, et elles aussi, de tout cet amour.

M'habiller est un supplice. Me déshabiller, faire ma toilette, pour m'habiller de nouveau. L'énergie que j'utilise pour cet acte si banal est énorme. C'est sûrement pour cette raison que je repousse toujours ce moment, je traîne jusqu'à en avoir suffisamment la force.

Mes vêtements me blessent, le tissu, leur poids. Je dois faire attention aux matières que je porte, sinon je me démange de douleur. C'est une sensation de brûlure, comme si des bêtes voulaient s'échapper de mon corps en essayant de déchirer ma peau pour en sortir. Ma perception du toucher est décuplée.

Je suis hypersensible, une caresse peut me faire mal, me blesser. Un coup bénin peut me faire pleurer, alors que je suis loin d'être douillette.

La sensation de l'eau de la douche sur ma peau, c'est comme des aiguilles qui me piquent à chaque rencontre de mon corps. Je n'arrive pas à prendre de bain, car je suis trop contractée emprisonnée sous cette camisole. J'ai énormément de mal à me détendre.

Aller chez le coiffeur aussi est compliqué, la manipulation par quelqu'un d'autre de ma tête, de mes cheveux. Avoir la nuque en douleur au bac pour me rincer les cheveux. Je sors parfois les cheveux mouillés, pas coiffés, si je ne peux pas supporter un séchage. Je prends des rendez-vous quand il n'y a personne au salon.

Préparer à manger, gérer les enfants pendant le repas, être attentive, me faire obéir. Rien n'est simple. Je prends sur moi, je gère tant bien que mal et je craque souvent. Oui je craque, je hurle même. Je me fais honte !
Mais dans ces moments de profonde détresse, je perds tout contrôle.

Les pleurs et les cris des enfants !
Comment y échapper avec ses propres enfants ? Ce n'est pas possible. Je voudrais me décomposer, je suis une boule de feu. J'ai envie d'exploser. Et dès que je suis auprès de mes filles, je retrouve mes esprits et je prends sur moi pour ne pas tout envoyer valser.

J'ai souvent envie de hurler ma haine, ma souffrance, mais je ne peux pas (*pas tout le temps*). Je suis toujours dans le contrôle.

Je dois maîtriser la douleur qui me blesse. La fatigue qui me freine. Les bruits qui m'agressent. Les contacts qui me mutilent. Je n'en peux plus d'être dans le contrôle, de tout anticiper. Plus de spontanéité, d'imprévu.

Tout doit être préparé, réfléchi et apprivoisé pour être accepté. Sinon la fibromyalgie se fait bien plus tenace et plus violente, plus sournoise et déterminée.

J'ai mes propres techniques pour me préparer, c'est dur pour moi de les détailler tellement elles sont devenues naturelles. J'envisage toutes les possibilités d'une situation avant de la vivre pour gérer toute frustration, pour anticiper tout débordement de la fibromyalgie.
Je fais comme de la sophrologie. Je me programme, tel un robot. Car tout est mécanique, tout est une obligation, un devoir. Je gère ma respiration pour ne pas paniquer.
Parfois, je me sens complètement compressée, j'étouffe. Quand il y a du monde, du bruit et que je perçois beaucoup de stress autour de moi. Je suis très sensible et réceptive aux choses qui m'entourent. Je m'en imprègne.

Je dois vivre avec ce mal. Je pousse sans cesse mes limites sinon rester en vie ne sert à rien. Car il faut être honnête, rester en vie pour subir un tel calvaire tous les jours n'a pas de sens.

User ses forces, malmener son corps, son esprit pour rien, cela n'est pas concevable. Le taux de suicide chez les personnes atteintes de fibromyalgie est sans cesse en évolution. Ce serait si simple d'en finir avec ce combat perpétuel, cette souffrance au quotidien. Mes filles sont mon moteur, mais il m'arrive de penser à cette option. Je l'écarte, car je sens encore que j'ai la force de me battre ; je suis entourée et j'ai une rage de vivre qui l'emporte, mais j'ai une épée de Damoclès au-dessus de la tête.

Je regarde rarement la télévision, mais quand je le fais, tout le monde est étonné de ma perception des sons. Comme mon ouïe est très sensible, je peux mettre le son très bas, à peine audible pour eux et parfait pour moi. Car je ne supporte pas des bruits trop forts.
Alors, les réunions de famille, les restaurants, même aller au cinéma est une gestion de cette perception.

J'ai besoin aussi de beaucoup de lumière quand je fais une activité, mon esprit met souvent du brouillard dans ma tête. Par contre, la luminosité me rend migraineuse, je finis donc des heures dans la pénombre pour récupérer.

C'est pourquoi il faut bien choisir la couleur des murs de votre salon, conseils de fibro !

Rester assise sur le canapé est difficile, j'ai des douleurs aux fesses, des brûlures et des picotements dans le dos, les jambes qui me lancent. Je gigote tout le temps.

J'ai toujours froid à l'ensemble du corps et encore plus aux extrémités qui sont souvent glaciales. Bizarrement, je ressens toujours une ébullition en moi, comme si j'étais un volcan prêt à exploser. Je mange souvent mes aliments froids pour calmer mon œsophage brûlant, ce qui n'est pas bon pour le corps, car cela lui demande beaucoup d'énergie pour la digestion.

Je suis très sensible sur le plan olfactif. La maladie a exacerbé ce sens. Parfois c'est bien, mais dans l'ensemble c'est plutôt moyen. Les odeurs trop fortes m'agressent et m'écœurent. Elles me donnent des maux de tête.

Je prévois toujours mes vacances hors vacances scolaires, je vais dans des endroits calmes et pratiques. Les trajets en voiture sont très difficiles à supporter : les secousses, les vibrations, mon impatience corporelle pour tenter de me défaire de mon mal.

Dans ma gestion de la vie au quotidien, je prévois une chose par jour. Tout est une question de compromis. Définir des priorités.

Si j'aide mon mari à faire le ménage, je ne peux rien faire d'autre, il me faut la journée pour recharger mes batteries. Mais vous pensez bien qu'avec deux petites filles il y a toujours quelque chose à faire. Je n'arrive pas à récupérer. Je n'ai pas de nuits, pas de week-ends et jamais de vacances. Pas de répit, pas de repos, pas de pause.

Les conversations sont difficiles aussi, elles me demandent beaucoup de concentration. L'énergie que je décuple pour donner de la force à ma voix afin d'être audible et qu'elle ne déraille pas. Je donne beaucoup d'attention pour être à l'écoute et ne pas perdre le fil malgré les douleurs qui me mitraillent.

Je m'impatiente lorsque l'on me fait répéter ou bien que l'on ne m'écoute pas, car j'ai déjà donné tellement d'énergie la première fois et je dois tout recommencer. Je perds souvent mes mots quand je suis très fatiguée.

Je vis très mal les conflits, je me culpabilise déjà tellement sur ma vie que je mets énormément de temps à me remettre d'attaques extérieures. Je trouve terriblement injuste de devoir me justifier sur tout.

L'autre jour à mon cours de yoga, la professeure insiste pour que je fasse un exercice. Elle m'interpelle pour que je pousse mon étirement parce que ce serait mieux pour moi. Je lui dis que je ne peux pas ; elle me demande pourquoi ; je lui réponds que cela me fait mal.

Elle me dit : « Ah ! oui, c'est vrai, vous êtes fibromyalgique, j'avais oublié ; on ne dirait tellement pas que vous souffrez. »

La vie serait plus simple si j'avais un écriteau sur la tête, un pictogramme dans le dos. Les gens auraient un rappel et seraient peut-être plus à l'écoute et pour certains moins méchants. Et parfois je me dis que cela ne servirait à rien. Les personnes voient ce qu'elles veulent bien voir !

Malgré ce quotidien pas très simple à gérer, malgré la fatigue et mes douleurs qui tentent de m'isoler, je veux rester en vie. Et pour cela, je veux continuer à voir du monde, partager, et profiter de chaque moment. Pas tous les moments, car je dois faire selon mes possibilités. Mais ceux que je choisis, je les vis intensément. Tout cet amour, ce partage et cette énergie de groupe me poussent vers le haut.

Je m'accroche à la vie comme la fibro s'accroche à moi.

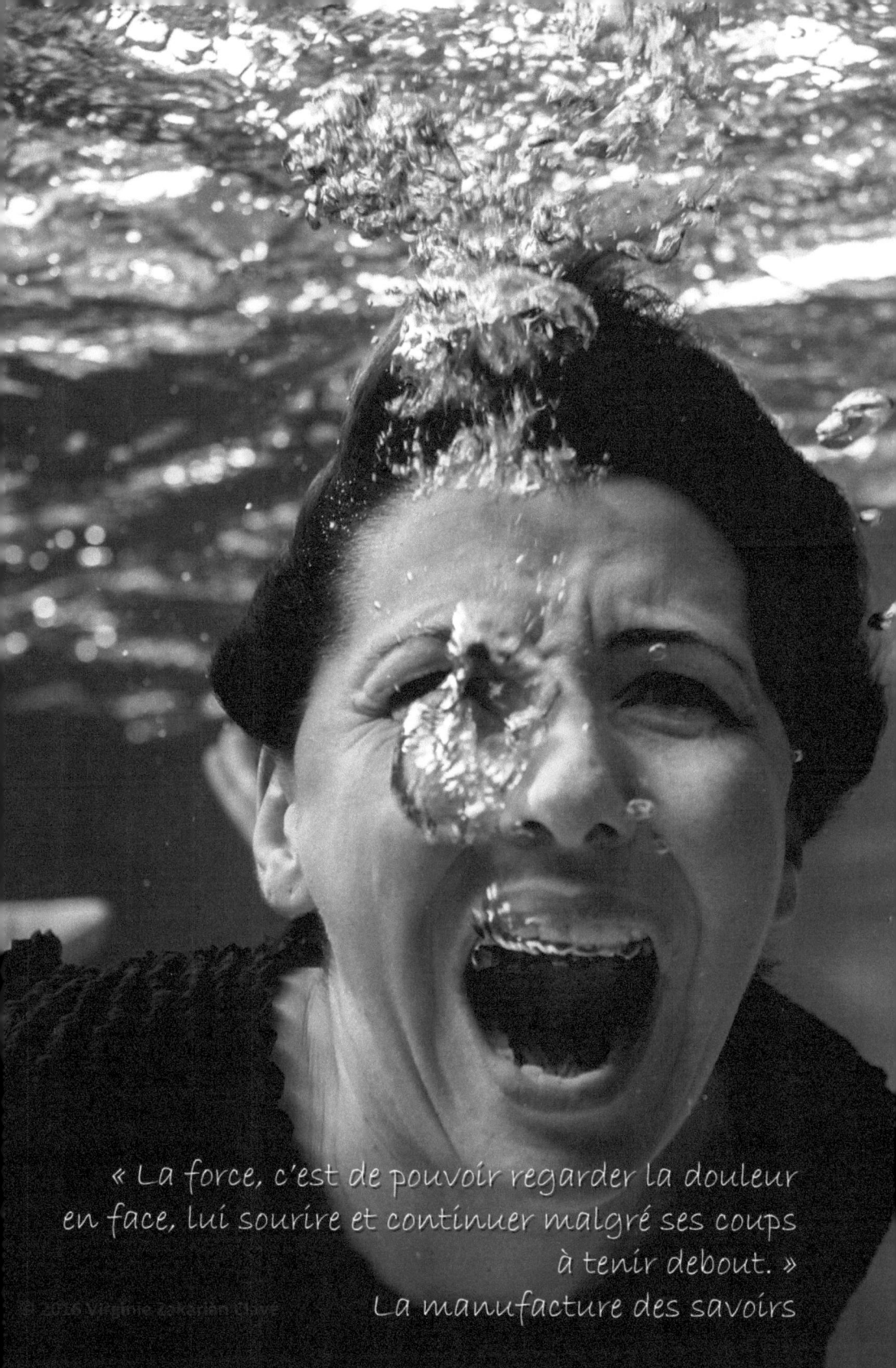

Ma vie de maman fibromyalgique

Malgré tous mes doutes et mes peurs, mon mari et moi, nous nous sommes lancés dans l'aventure d'avoir un bébé. J'ai toujours adoré les enfants. Je collectionnais même les cartes postales de bébé.

À dix-sept ans, j'ai découvert la photographe Anne Geddes et j'ai été à jamais changée par son travail qui m'inspire encore aujourd'hui. J'ai eu le grand bonheur et la chance d'être tatie à quinze ans, j'ai pu beaucoup en profiter, apprendre et découvrir le monde des bébés. C'était donc évident que je voulais des enfants. Je m'étais imaginé en avoir trois : un garçon, puis deux filles. J'avais fait une liste de prénoms sur mon agenda, dès que j'en trouvais un joli, je le rajoutais pour ne pas l'oublier. Tout ça aux alentours de vingt-cinq ans, sans forcément avoir d'homme dans ma vie ; je planifiais, je rêvais mon avenir. Comme vous l'imaginez, la fibromyalgie installée, bel et bien incrustée, la donne n'était plus la même.

Allais-je même pouvoir avoir un seul enfant ? Comment ma fatigue, mes douleurs allaient-elles se combiner avec la grossesse ? Et après, comment allais-je pouvoir m'en occuper tous les jours, même pendant mes crises ?

Un grand moment de réflexion s'est imposé à moi et à mon mari.

Et puis c'était évident, je ne pouvais vivre une vie de femme sans enfants. La maladie m'avait pris tellement de choses déjà. Un enfant, c'est pur, c'est un peu de nous deux, c'est le fruit de notre amour.

Je savais que toute ma vie tournerait autour de ce petit être et que ma fibro ne viendrait pas m'enlever tout ce bonheur ; en tout cas, je me battrais pour cet enfant, j'y arriverais pour lui.
Nous avons donc essayé pendant quatre mois, et je suis tombée enceinte. Un grand bonheur, et une grande peur. Comme pour beaucoup de mamans j'imagine, la première grossesse et son lot de « première fois », de questions en tout genre, de peurs. Mais une peur personnelle venait se rajouter aux autres :
Est-ce que mon bébé pourrait être fibromyalgique ?

Personne ne sait vraiment si la fibromyalgie est génétique ou pas ; on sait juste qu'elle touche plus de filles que de garçons. Quand j'ai été diagnostiquée, la maladie touchait surtout des femmes à partir de cinquante ans ; maintenant, même des enfants en souffrent.

J'ai porté cette peur silencieusement les premiers mois, j'avais une chance sur deux d'être apaisée lors de l'échographie du cinquième mois. Et là, surprise, c'est une fille. Une joie immense d'avoir une fille, de pouvoir avoir avec elle cette relation si spéciale, d'un amour fusionnel et inconditionnel, à l'image de celui que j'ai avec ma maman.

Mais encore plus de possibilités que ma petite poupée puisse être malade à cause de moi un jour. J'ai donc recherché sur la toile, demandé des conseils à des médecins et je n'ai rien trouvé de particulier, car personne ne connaît assez la maladie pour savoir ce qu'elle peut nous réserver !

Finalement, ma puce prenant de plus en plus de place dans mon corps et dans mon cœur, j'ai laissé l'espace à mon amour grandissant et j'ai mis de côté mes peurs. J'ai ainsi pu profiter de tous ces moments magiques que ma fibromyalgie ne m'empêchait pas de vivre.

J'ai eu une grossesse parfaite si on peut dire. Je n'ai pas eu de complications, j'ai été un peu plus fatiguée avec des baisses de tensions au cours des trois premiers mois, quelques aigreurs d'estomac. Ensuite, un deuxième trimestre idéal, je n'ai pas pris trop de poids. Et un troisième trimestre très calme avec encore des aigreurs, c'est tout. Pendant ces neuf mois, la fibromyalgie a été gérable ni plus ni moins que d'habitude. Je me reposais plus souvent puisque je devais prendre soin de ce bébé.

J'ai donc donné naissance à trente-neuf semaines à une petite fille de 3,050 kilos pour 48 centimètres. Une petite merveille, magnifique.

J'ai pu avoir une péridurale ; pour une fois que je pouvais être soulagée, je n'allais pas m'en priver. Le réveil a été un peu difficile après une prise de produits chimiques, mais je ne regrette pas.

Et voilà, nouvelle page, nouveau chapitre.
Bizarrement, je ne ressentais aucune panique, aucune peur ni crainte. Je m'étais programmée au cours de cette grossesse à devenir maman, à mettre ma fibromyalgie de côté et à donner à cet enfant tout ce qu'une maman « normale » donne au quotidien.
Je l'ai allaitée pour prolonger le plus longtemps possible cette fusion. J'ai vécu à deux-cents pour cent chaque instant avec elle, la prenant en photo sans cesse, l'observant. C'est d'ailleurs cette observation qui m'a permis de voir que quelque chose n'allait pas.

Ma poupée pleurait beaucoup, surtout après les repas ; elle rejetait toujours mon sein, se cambrait pour le fuir. Le pédiatre m'a gentiment indiqué qu'un bébé, ça pleure et que c'était normal. Qu'elle avait sûrement des coliques du nourrisson.
Je n'ai jamais voulu y croire. Je lisais sur Internet les symptômes pour les coliques du nourrisson, mais pour ma puce, c'était différent. Elle souffrait d'autre chose. J'ai changé de médecin qui lui a donné un traitement de probiotiques pour ses intestins, en pensant lui aussi aux coliques. Mais rien à faire, toujours les mêmes crises, beaucoup de pleurs.

Je l'ai amenée voir un ostéopathe, et puis un jour j'en ai parlé à ma doctoresse qui a pensé à une intolérance aux protéines de lait de vache, et m'a adressé à une pédiatre en faisant avancer mon dossier pour être une nouvelle patiente.

Ma puce a pu être soulagée grâce à du lait de riz au bout de six mois de vie. Mon lait maternel la faisait souffrir. Quelle désolation, moi qui voulais être en fusion avec elle, je la faisais déjà souffrir sans le vouloir.

J'ai encaissé chaque coup de la maladie en silence pendant ces six mois, car les cris de ma fille étaient plus importants à mes yeux. J'avais décidé qu'elle serait ma priorité, je n'avais d'autre choix que de me battre pour elle.

Mais la fatigue, la tension nerveuse, les cris, le rythme de vie sont trop durs à gérer. La fibromyalgie s'est de nouveau imposée et a repris sa place violemment. Car elle a sa place, et vouloir la cacher, l'asphyxier n'est pas une solution.

J'ai donc inscrit ma puce à des demi-journées à la crèche pour me laisser du temps pour ne rien faire, me reposer et arrêter de faire semblant.

Ma poupée a pu s'épanouir auprès d'autres enfants et se développer loin des crises de sa maman.

Je ne vous cacherai pas qu'être une maman fibromyalgique n'est vraiment pas facile. Il faut vraiment être conscient que c'est un nouveau combat, contre soi, contre la maladie.

Il faut trouver la force de se lever chaque jour, de faire les corvées du quotidien, de s'occuper de quelqu'un d'autre qui est complètement dépendant de nous, tous les jours et avec beaucoup d'amour. Car ce petit être, lui, n'a rien demandé à personne. Il veut juste être aimé. J'ai eu la chance d'être très entourée et aidée.

Par mon mari d'une part, qui a été transformé par la naissance de notre fille. Et aussi par mes parents qui ont chaque jour de chaque semaine été présents pour m'accompagner dans mon nouveau rôle.

Mais la naissance de ma fille et son impact sur la gestion de la maladie ont aussi changé mes possibilités et disponibilités. J'ai dû me préserver, pour garder mes forces et mon énergie. On a donc été moins présents pour les autres. Beaucoup n'ont pas compris et l'ont pris pour eux.

À aucun moment, ils n'ont mesuré le combat que cela représentait pour moi. Car la fibromyalgie ne se voit pas.

Tant que les personnes minimiseront la maladie à une petite fatigue, ou un petit mal, ils ne pourront comprendre ce qu'est la vie d'une personne atteinte de fibromyalgie, car elle est loin d'être comme la leur.

J'ai pu inscrire ma puce à la crèche trois jours par semaine pour ses dix-huit mois et notre quotidien commençait à prendre une tournure ordinaire, avec la maladie bien sûr, mais pas plus compliquée que d'habitude.

Un jour, alors que j'allais récupérer ma poupée, les personnes qui s'occupaient d'elle m'ont indiqué qu'elle tapait beaucoup, qu'elle était agressive avec les petits bébés. Elles ne comprenaient pas cette colère, car ce n'était pas dans son habitude.

Je me suis interrogée, j'ai essayé de comprendre, sans trouver de réponse. J'ai tenté de lui expliquer, mais son comportement persistait. En parallèle, j'ai eu un retard de règles, ce qui était aussi très inhabituel. Et une fatigue intense et profonde qui ne passait pas. Au bout de quelques jours, dans le doute, mon mari m'a acheté un test de grossesse en rentrant du travail. J'ai décidé de le faire quand la petite serait couchée.

Et là, je me suis pris la plus grande gifle de ma vie, à me couper le souffle. Un tsunami intérieur. Le test était positif.

C'était juste impossible. Comment allions-nous faire, et surtout comment allais-je faire ? Je ne pouvais pas avoir un autre enfant, je serais incapable de m'en occuper. Je « survivais » déjà à trois ; comment pourrais-je à quatre ?
Une vague de panique, de peur, de questions, de pleurs, de doute !
Tout ce qu'aime la fibromyalgie pour s'incruster dans ma chair et me faire mal davantage.

Mon cœur était partagé entre garder ce bébé et accepter la fatalité que la fibromyalgie soit plus forte que moi. D'un côté, je suis une maman, je ne pouvais pas refuser ce cadeau de la vie. Ce bébé m'avait choisie, il était là pour une raison, et je devais croire en la vie.
D'un autre côté, j'étais déjà en difficulté avec un enfant et je n'aurais peut-être pas assez de force pour m'occuper des deux.

Je suis allée dans un planning familial, mais je ne faisais que pleurer ; la personne qui me recevait m'a expliqué les différentes étapes d'un avortement et m'a surtout dit de bien réfléchir, que ce n'était pas rien d'interrompre une grossesse.

Au fond de moi, tout était déjà réfléchi, je voulais garder ce beau cadeau ; je trouverais la force en moi pour me battre encore plus ; je me dépasserais et je serais une bonne maman pour mes deux enfants. La fibromyalgie ne me mettrait pas à genoux, je gagnerais contre elle, la vie l'emporterait.

Mon mari m'a accompagnée pour faire une échographie et nous avons entendu les battements de cœur de ce petit être qui a eu l'audace de nous choisir et de nous montrer que la vie est plus forte que la maladie.

Nous avons donc expliqué à notre grande fille que maman avait un bébé dans son ventre et que dans quelques mois elle aurait un petit frère ou une petite sœur. Elle est restée silencieuse et son comportement agressif envers les bébés de la crèche a stoppé.

Cette deuxième grossesse a été différente en tout point. J'ai pris vingt-deux kilos au lieu de onze pour la première. J'ai été plus fatiguée puisque je devais m'occuper de la grande qui était déjà très vive. Et la fibromyalgie qui me faisait des clins d'œil plus souvent. Mais là encore, j'ai pu compter sur l'aide de mes parents qui ont été d'un grand soutien et un réel relais dans la gestion de l'aînée.

L'échographie des cinq mois nous a révélé une petite fille cette fois encore ; de nouveau un réel bonheur pour nous et sa grande sœur qui pourra partager de bons moments avec elle.

Mais voilà, un drame est survenu dans notre famille quelques jours avant l'accouchement. Mon cousin s'est suicidé.

Le matin où j'ai appris sa mort, maman m'a appelée pour passer boire un café à la maison, chose qu'elle ne fait jamais le week-end en temps normal. Cela ne m'a pas interpellée du tout ; au contraire, j'étais contente de sa visite.

À son arrivée, je ne pouvais imaginer cette horrible nouvelle. Elle a pris sur elle pour me mettre à l'aise, avant de me dire d'une petite voix remplie de larmes : « Maxime est mort. »

Ce jour-là, j'ai reçu un coup de couteau en pleine poitrine, une balle, un choc violent. Je ressens encore en moi l'impact, comme si une balle me transperçait le cœur et me coupait le souffle.

J'ai contenu mon cri pour ne pas effrayer ma fille qui était là, mais j'ai hurlé en moi. J'ai eu un deuxième coup en pleine poitrine, quand maman m'a dit qu'il s'était défenestré.

J'ai seulement dit : « Le pauvre. »

Il souffrait tellement ; on n'a pas su l'aider.

Mon cousin avait un an de plus que moi ; on a été élevés ensemble, puisqu'on habitait deux bâtiments voisins. On a fréquenté les mêmes établissements scolaires, jusqu'à ce qu'il déménage à l'adolescence. J'allais à chaque vacances chez ma tante et mon oncle, je restais plus avec sa petite sœur, mais j'ai pu encore partager beaucoup de moments avec lui. Quelques années plus tard, ils sont revenus dans notre commune.

C'est peu de temps après qu'il a vécu des épisodes psychotiques. Je ne connaissais pas du tout ces troubles, j'étais à mille lieues d'imaginer sa souffrance. Je me souviens l'avoir taquiné. Avec les traitements qu'il prenait, il avait un ventre tout gonflé. Et moi, comme une idiote, je l'embêtais avec ça. C'est bien plus tard, quand j'ai vécu le même effet secondaire que j'ai compris ma bêtise. Lui ne m'a jamais remise à ma place, il se tapait le ventre comme s'il était fier.

Et puis, la maladie ne s'est pas arrangée, il est devenu schizophrène. Il a trouvé un réconfort dans les drogues et a essayé d'apaiser ses souffrances par ce moyen. Mais sans le savoir encore, elles le détruisaient un peu plus. Grâce à l'amour de ses parents et de sa sœur, il a essayé de se sevrer à plusieurs reprises.

Il a eu un courage énorme pour faire cela, il a aussi suivi une formation pour être paysagiste, il a réussi son permis. Il a eu l'espoir et la volonté de s'en sortir. Mais avec les traitements lourds, il souffrait beaucoup du ventre, de douleurs horribles au dos, aux dents.

Il se sentait seul. Ses amis avançaient dans leur vie. Il les voyait moins. Il ne pouvait plus travailler. Il aurait tellement voulu avoir une femme et des enfants. Heureusement, il a pu donner tout son amour à ses neveux et en recevoir le double en retour.

Il ne le voyait pas, mais, malgré ce mal qui le consumait, il était une belle personne. Il était très apprécié et très aimé.

Mais cela n'a pas suffi. Il a fait le choix de ne plus souffrir. Il a été enterré un jeudi 3 juillet. Une date que je n'oublierai jamais. Ce jour-là, je donnais la vie à mon soleil.

Je ne voulais tellement pas accoucher ce jour-là.

L'accouchement a été très différent du premier. Je voulais bien préparer la grande à mon départ, pour ne pas la frustrer. Je lui ai donc expliqué que nous allions à l'hôpital chercher sa petite sœur, tout ça en ayant des contractions de dingue, en ne pouvant m'asseoir ni même rester debout, je m'accrochais partout. Mais une fibromyalgique sait supporter la douleur, alors pour ma fille je supporte et je craque une fois que je la sais à la crèche.

Au retour de mon mari, c'est un peu la panique, car je ne peux plus bouger. Il me donne donc l'ordre de partir. Je me demande encore comment je suis rentrée dans la voiture. J'étais à l'horizontale, me cramponnant au siège, hurlant de douleur, et celle-ci, je ne pouvais pas la contrôler.

Arrivée à l'hôpital, une sage-femme est venue me chercher en fauteuil, car je ne pouvais pas marcher ni même m'asseoir. Du coup, je me cramponnais comme je pouvais pendant qu'elle me poussait.

Et là, auscultation en vitesse, et j'ai été directement installée en salle de travail, car mon col était dilaté à dix, et le bébé allait arriver. Panique à l'idée de ne pas avoir de péridurale, de savoir que j'allais supporter la douleur alors que j'étais déjà épuisée.

Tout s'est passé en trente minutes, et toutes les douleurs se sont dissipées en ayant ma deuxième poupée dans les bras, le bonheur immense de l'accueillir et de l'avoir auprès de nous.

Je me suis beaucoup mieux remise de mon second accouchement que du premier. Je n'ai pas été du tout fatiguée, je suis même sortie au bout de deux jours.

Cette douleur de l'accouchement m'a permis de crier comme je ne l'avais jamais fait de ma vie. Je criais tellement de choses. Je criais la perte de mon cousin, ce cri que j'ai intériorisé quelques jours auparavant. Je hurlais ma douleur qui me fait souffrir depuis neuf ans, je sortais toute cette colère qui me dévore de l'intérieur depuis trop longtemps. Mais ces cris m'ont hantée longtemps après l'accouchement. Ils faisaient écho à quelque chose en moi. C'était une chute qui me ramenait toujours à mon cousin. À sa chute.

Les jours suivants, je ne comprenais toujours pas ce qui m'était arrivé. Je ne réalisais pas que ma fille était là, je faisais ce qu'il fallait faire. La violence de mes cris ne me quittait pas.

J'ai pu, quelques jours plus tard grâce à une amie, une petite fée, me soulager de cette tourmente. J'ai pu dire au revoir à mon cousin. Et j'ai pu aussi donner naissance à ma fille. Tout était mélangé dans mon esprit, et je faisais comme un déni.

Cette amie m'a fait une séance de santé humaniste. Une approche particulière, où l'on est en phase avec soi, ses émotions, ses souvenirs, ses cellules, ses ancêtres. Et on travaille à rééquilibrer les choses qui doivent l'être. On se débarrasse de ce qui ne nous appartient pas, et de ce qui nous empêche d'avancer.

J'ai voulu allaiter la seconde aussi, et au bout d'un mois elle a commencé à avoir les mêmes symptômes que sa sœur ; nous lui avons fait faire un test cutané qui démontrait bien une intolérance aux protéines de lait de vache. Du coup, au lait de riz elle aussi !

La vie à trois n'a rien à voir avec une vie à quatre.
Quand on vous le dit, vous l'entendez, mais le vivre, c'est autre chose. Surtout que pour nous il faut rajouter la fibromyalgie dans le tableau. J'ai eu beau m'aider de sophrologie, d'ostéopathie, de fleurs de Bach. La fibromyalgie est plus forte.

Je n'arrive pas à la calmer ; la maladie gagne du terrain et m'épuise plus souvent que je le voudrais, plus souvent que je le tolère.

Je suis souvent anéantie de faire subir cette vie à mes enfants et à mon mari.

Je me culpabilise beaucoup même si, moi aussi je le subis, ce n'est pas ma faute, je n'ai rien demandé moi non plus. Mais moi je n'ai pas le choix, elle fait partie de moi ; nous sommes indissociables.

Et pourtant je passe mon temps à vouloir l'évincer et à la détruire autant qu'elle s'acharne de son côté.

Ma fille aînée a commencé à être de plus en plus en colère. Elle voulait être indépendante et autonome. Je voulais toujours comprendre pourquoi elle agissait de la sorte. Voir autant de colère dans un petit être, ce n'était pas possible !

Je me suis beaucoup documentée sur l'éducation positive, et là, j'ai eu une révélation. Ma fille était mon miroir. Elle voyait bien ma fatigue, ma colère. Seulement, elle ne la comprenait pas. Elle se demandait sûrement si c'était à cause d'elle. J'ai décidé de lui expliquer, avec des mots simples, sans trop insister sur la maladie.

On a essayé de crier ensemble lorsque la coupe était pleine, on s'enfermait et on criait. C'est même elle parfois qui me dit : « Crie maman ! »
On jette les coussins par terre, et à la fin on rigole. Cette petite puce vit au travers de moi, mon refus de l'acceptation.

Ma rébellion, mon envie d'autonomie et de vie. Elle retranscrit à sa manière mon oppression et ma souffrance, car même si je ne verbalise rien, c'est elle maintenant qui m'observe.

Elle est dans le jeu de l'imitation, et quand parfois ses cris, sa colère m'agressent et me font exploser, je réfléchis et je me demande : « Comment est-ce que je vais en ce moment ? Comment est-ce que je suis avec elle ? Et quel message essaie-t-elle de me faire passer ? » Car à trois ans il est impossible de verbaliser tout ça.

C'est à moi de changer les choses, je ne peux pas, je n'ai pas le droit de leur faire subir ça. Mes deux filles ne peuvent pas se charger de choses qui ne leur appartiennent pas.

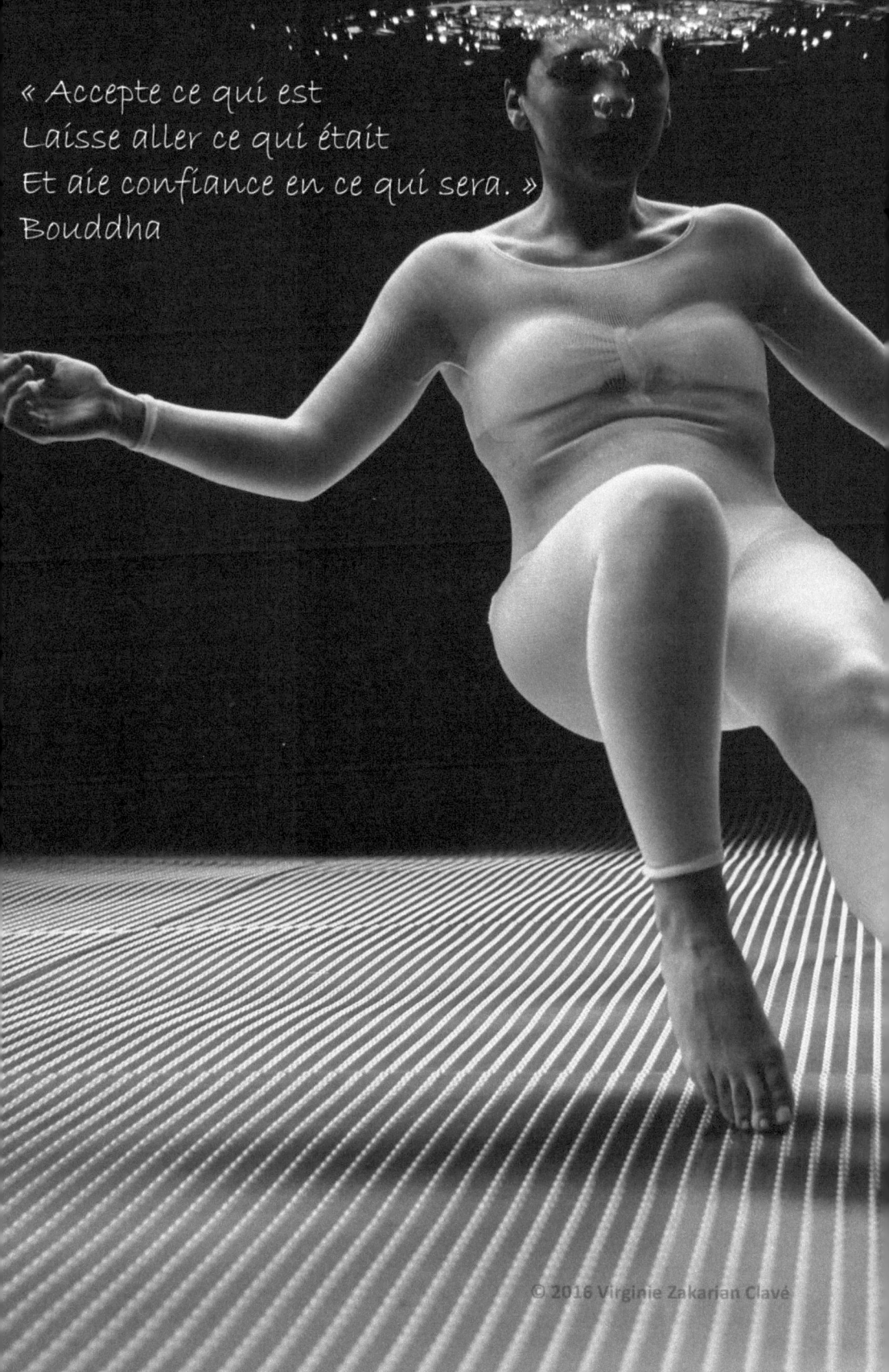

Conclusion

Je me rends compte que tout est une question de choix. Oui, la fibromyalgie s'est imposée à moi, mais j'ai toujours le choix de ma vie avec elle. Je dois arrêter de me sentir coupable de tout. Une phrase m'a fait avancer : « Ne vous trompez pas entre ma personnalité et mon attitude. Ma personnalité est qui je suis, et mon attitude dépend de qui vous êtes ».
Car dans notre société tout est à critiquer, et surtout tout le monde critique tout le monde. Je fais partie de la minorité qui défend toujours les personnes attaquées. Sûrement car je suis moi aussi critiquée sans cesse, de par ce handicap invisible.

J'ai donc décidé que ma maladie était déjà assez lourde à porter, qu'elle prenait déjà assez de place.
Si les personnes plus ou moins proches autour de moi n'apprécient pas ma manière de faire, eh bien, qu'elles passent leur chemin ; je ne vais pas gaspiller mon énergie à essayer de leur plaire. Je me bats assez chaque jour et je fais le choix de me battre pour des choses et surtout des personnes qui en valent la peine à mes yeux. Je suis jugée et critiquée au quotidien, pour quelque chose qui vous dépasse, car vous ne le voyez pas. Mais je ne m'abaisserai pas à être ce que je ne suis pas.

C'est pour ça que je fais le choix de vivre, de prendre chaque jour comme une victoire, car il n'y a pas une journée où je n'ai pas envie d'abandonner.

Je fais le choix d'être une bonne mère et de vouloir le devenir un peu plus chaque jour.

Je fais le choix d'être une bonne épouse, même si la force de m'occuper de quelqu'un d'autre me manque. Même si la maladie transforme tout contact en souffrance. Je fais le choix de passer au-dessus par respect de l'amour que mon mari a pour moi et de l'amour que j'ai pour lui.

Je fais le choix de me détacher des gens qui me jugent sans me connaître. Qui s'arrêtent à des a priori, à des attitudes qui ne définissent en rien qui je suis. Car la fibromyalgie me colle à la peau, mais elle n'est pas moi.

Je fais le choix de garder espoir. La vie m'a donné une route différente il y a neuf ans, et c'est sur elle que j'avance maintenant. Je fais le choix d'avancer sur ce chemin, car j'y ai ma place, j'ai quelque chose à faire. Je vais me prouver, ainsi qu'à ma famille, à mes amis que je gagnerai ce combat. Je deviendrai celle que j'aspire à être, pour moi, mes filles et mon mari.

La fibromyalgie ne me mettra pas à genoux, elle ne gagnera pas. J'ai besoin d'aide encore pour trouver les bonnes armes pour mon combat. Alors je m'entoure des meilleures personnes que je choisis pour faire partie de ma vie. Des personnes positives, empathiques, à l'écoute, et non dans le jugement, des personnes avec un beau cœur, des personnes qui rayonnent.

Toute cette vie qui m'entoure me fera gagner ma lutte contre ce mal invisible, handicapant, harassant, fracassant.

Je pourrai conclure comme j'ai commencé en me demandant qui je suis aujourd'hui.

Je suis une femme de trente-cinq ans, mariée avec deux belles petites filles. Je suis malade, j'ai une fibromyalgie. C'est une maladie invisible qui touche deux pour cent de la population en France. C'est un ensemble de douleurs musculaires et tendineuses qui s'étend à tout le corps, et qui se déplace, avec une intensité variable, ainsi qu'une grande fatigue. Cette maladie perturbe le sommeil, la récupération au moindre effort, les sens, le transit. C'est une maladie sournoise et susceptible. La fibromyalgie dérange beaucoup, aussi bien les médecins, puisqu'ils ne trouvent rien pour nous guérir, peuvent seulement accompagner notre souffrance ; la société, puisque, à moins de subir cette maladie ou bien de vivre avec une personne atteinte, il est difficile de comprendre l'ambiguïté de son emprise ; et enfin le malade, qui est démuni face à la force de celle-ci et son entêtement. C'est une maladie qui pousse à dépasser ses limites, à aller toujours plus loin. Pas pour les autres mais par estime de soi.

J'ai une phrase qui résonne dans ma tête quand je traverse un moment difficile et qui m'aide à voir toujours plus loin.

« Tu ne sais pas à quel point tu es fort jusqu'au jour où être fort reste la seule option. » Bob Marley

Ce message résume bien mon combat et ma volonté de vivre. Je ne travaille pas pour le moment, et mon état actuel ne me permet pas d'envisager une éventuelle reprise. Mais dès que j'en aurai la force, je sais que je me réorienterai vers un métier de bien-être. Ce ne sera pas à but lucratif, mais plus pour être à l'écoute des gens, de leur souffrance.

Je suis une femme malade et heureuse d'avoir une belle vie malgré tout.
Je suis née en 1980 et je suis née à nouveau en 2007.
Et comme j'ai pu dire à Maxime, en lui disant « au revoir », maintenant tout ira bien.

Je finirai en m'adressant à « Dame fibro ».
À toi qui as investi mon corps sans y être invitée. À toi qui as trouvé la faille pour t'installer. Tu n'es pas mienne, mais tu ne me quittes pas, tu es mon ombre. Je ne fuirai pas la lumière de la vie pour te laisser gagner, je ne resterai pas dans l'ombre pour te subir. Je vais vivre, à travers toi, une vie différente, mais forte et intense.

Je vais à présent savourer les moments de répit que tu me laisses. Je vais prendre le temps d'apprécier le silence, la nature, le vide. Je vais accepter ton mal, car il y a des blessures en moi. Mais tout cela est fini maintenant, c'est du passé. Je suis prête à en faire le deuil. Tu m'as à ta manière permis d'avancer sur une route en parallèle à celle que je m'étais imaginée. Je décide cette fois de me débarrasser de toi. Pour être la personne nouvelle que je suis devenue grâce à toi ; permets-moi d'avancer sur mon chemin, avec moins de mal et de fatigue. Laisse-moi maintenant enlever cette camisole qui m'étouffe, enlever ce masque de faux-semblants. Simplement être moi, enfin libre.

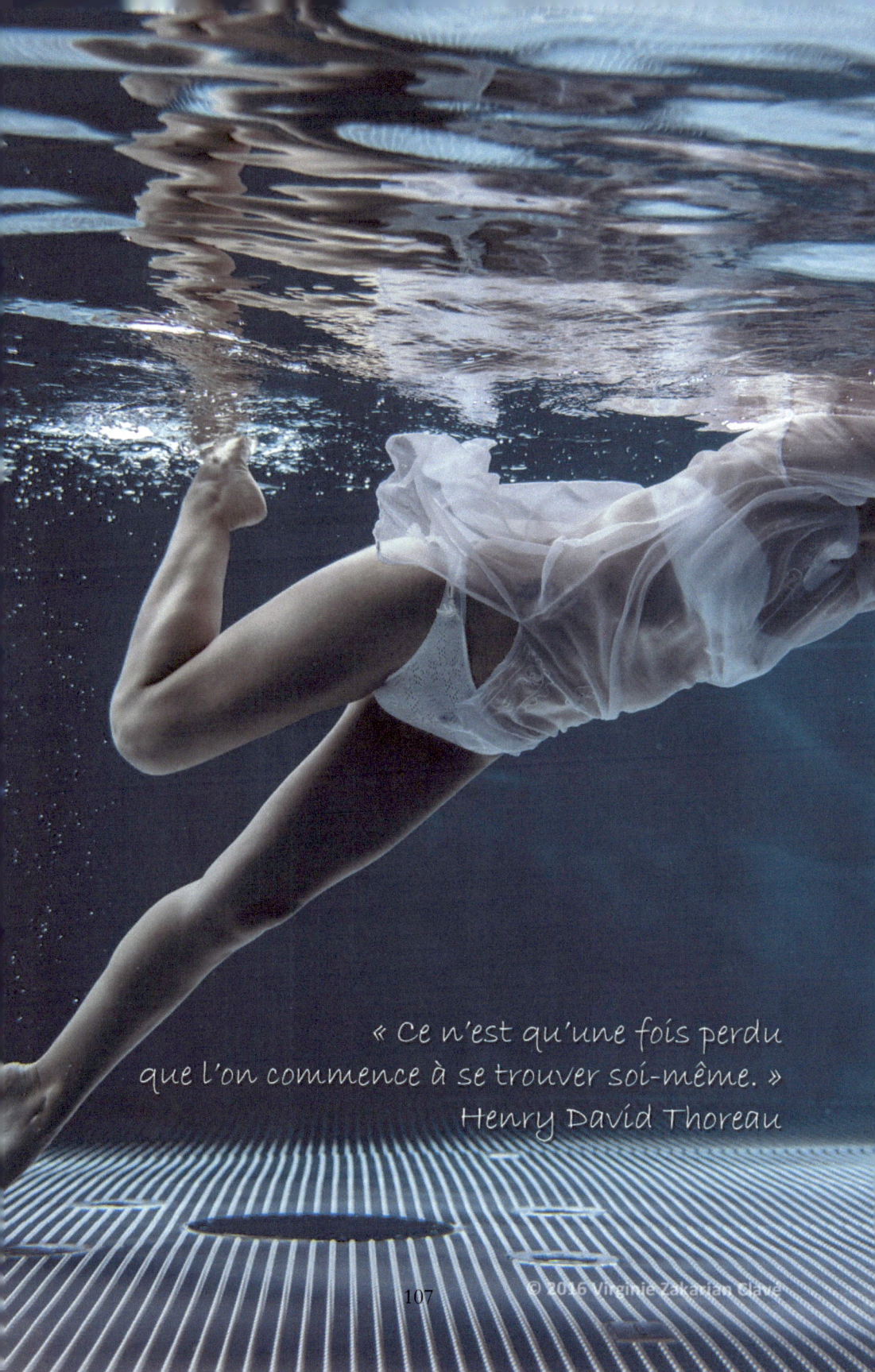

Remerciements

Je tiens à remercier l'ensemble des personnes qui ont rendu ce projet réalisable, qui m'ont soutenu et qui ont cru en moi. À tous mes relecteurs, correcteurs.

Un immense merci à Alison BOUNCE, cette photographe d'émotion à toutes épreuves, qui relève tous les défis. Son travail me touche au plus profond de mon être, et je suis heureuse que, à travers ces photos qui accompagnent ce témoignage, vous puissiez vous aussi percevoir son immense talent.

Merci à vous, lecteurs, d'avoir partagé cet instant de vie avec moi.

« Au moment même où la chenille pensa
que le monde était fini,
elle se transforma en papillon. »
Source Inconnue

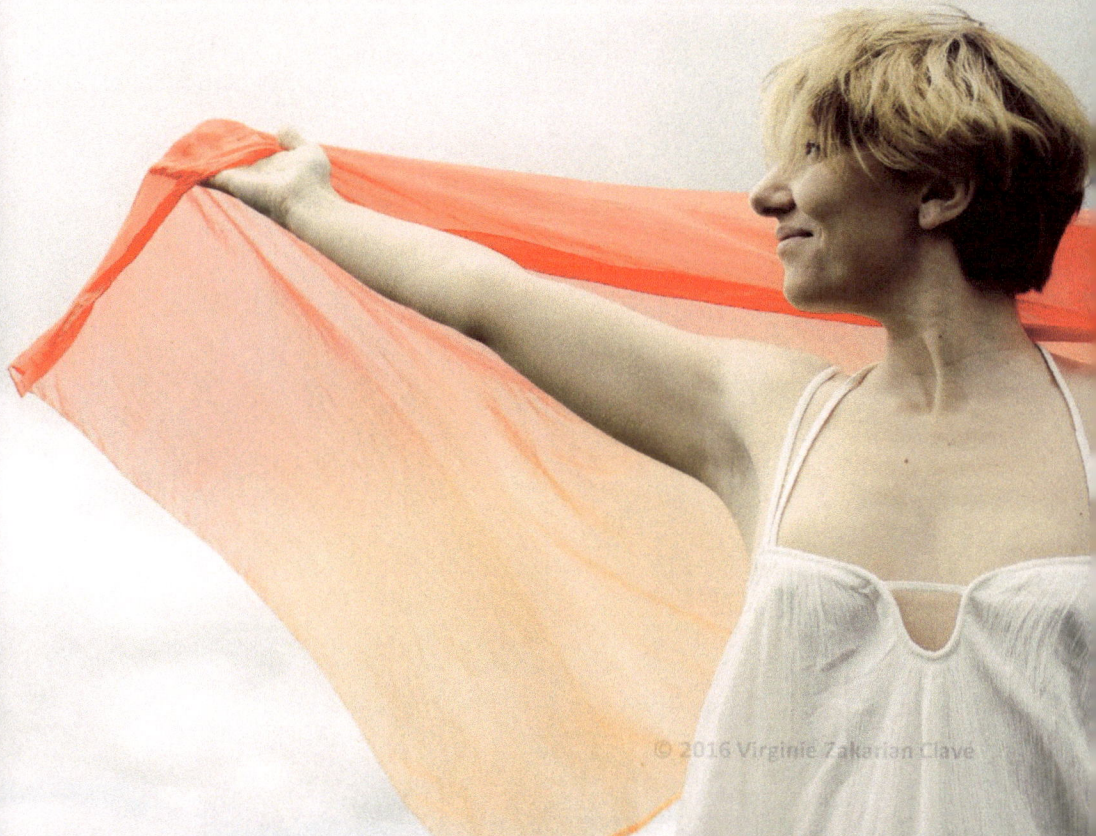

Annexes

Je tiens à partager avec vous des contacts sur la fibromyalgie, et aussi à vous faire partager différentes approches que j'ai testées et qui pourraient vous aider, ainsi que des livres qui m'ont nourrie.

Pour commencer la page Facebook d'une association qui donne de son temps pour faire bouger les choses au niveau du gouvernement et de la reconnaissance de la fibromyalgie. De plus, elle organise sous forme d'antenne régionale un regroupement de malades qui apporte beaucoup de soutien et de réconfort face à l'isolement.
C'est **Fibro'Actions**. Cette même association a commencé l'édition d'un magazine sur la fibromyalgie ; c'est un bimestriel, fait par des malades. *Fibromyalgie Magazine France*. C'est un plaisir de le recevoir à chaque fois.

Et un forum qui m'a bien aidé au début de mon diagnostic : « **Fibro'Forum** ».

Et bien sûr le blog de « **Little Miss Fibro** » qui est toujours présent sur la toile et qui me donnait tellement de courage. Une pensée pour elle et sa famille.

Concernant la réflexologie plantaire, je vous laisserai chercher sur Internet le praticien le plus proche de chez vous qui pourrait vous accompagner : **www.reflexologie.fr**
Ce site est celui de Mireille Meunier, ma formatrice, qui est une personne dont l'enseignement est une source de lumière.

Pour les fleurs de Bach, de la même manière, je vous communique l'adresse pour trouver un conseiller ou une conseillère qui vous accompagnera au mieux sur votre chemin : **www.bachcentre.com.** Une dédicace spéciale à ma conseillère : « Merci pour ton écoute, ta sollicitude, ta disponibilité et ta présence. »

Ensuite la sophrologie, la santé humaniste, l'ostéothérapie, l'ostéopathie, l'acupuncture, l'hypnose, la méditation, la relaxation, le yoga. Toutes ces approches peuvent convenir à certains et pas à d'autres. Je vous joins cette liste juste pour vous donner des pistes ; à vous de trouver votre propre technique, selon vos critères.

J'aimerais partager avec vous trois des livres qui m'ont aidée sur ce parcours de malade par ordre de chronologie personnelle : ***Fibromyalgie, « Les malades veulent comprendre »***, de U.F.A.F et Carole Robert (présidente de l'association Fibromyalgie France)[5].

---

[5] U.F.A.F. et Carole Robert, *Fibromyalgie, « Les malades veulent comprendre »*, Paris, Éditions Publibook, 2005

Ce livre m'a permis de bien comprendre dans quel combat je m'engageai.

Ensuite, **Carnets de grossesse d'une maman fibromyalgique** d'Alison Fraser. Ce livre m'a donné l'espoir d'envisager une grossesse, et le courage de passer le cap.

Fibromyalgie, autopsie d'une douleur au zénith de David Lassale[6]. J'ai découvert cet auteur grâce à une interview qu'il a donnée pour la promotion de son livre au *Magazine de la santé* sur France 5. J'ai été curieuse d'avoir un retour d'un homme fibromyalgique.

J'ai pu découvrir son histoire, son chemin, son témoignage. Je n'ai rien appris de plus sur la maladie, mais cela aide à s'ouvrir aux autres, à avoir un autre point de vue, et surtout je me suis sentie moins seule. J'ai beaucoup aimé les différents témoignages qui sont présents dans ce livre, et les différents points de vue.

---

[6] David Lassale, *Fibromyalgie, autopsie d'une douleur au zénith*, Grenoble, Éditions Le Mercure Dauphinois, 2013

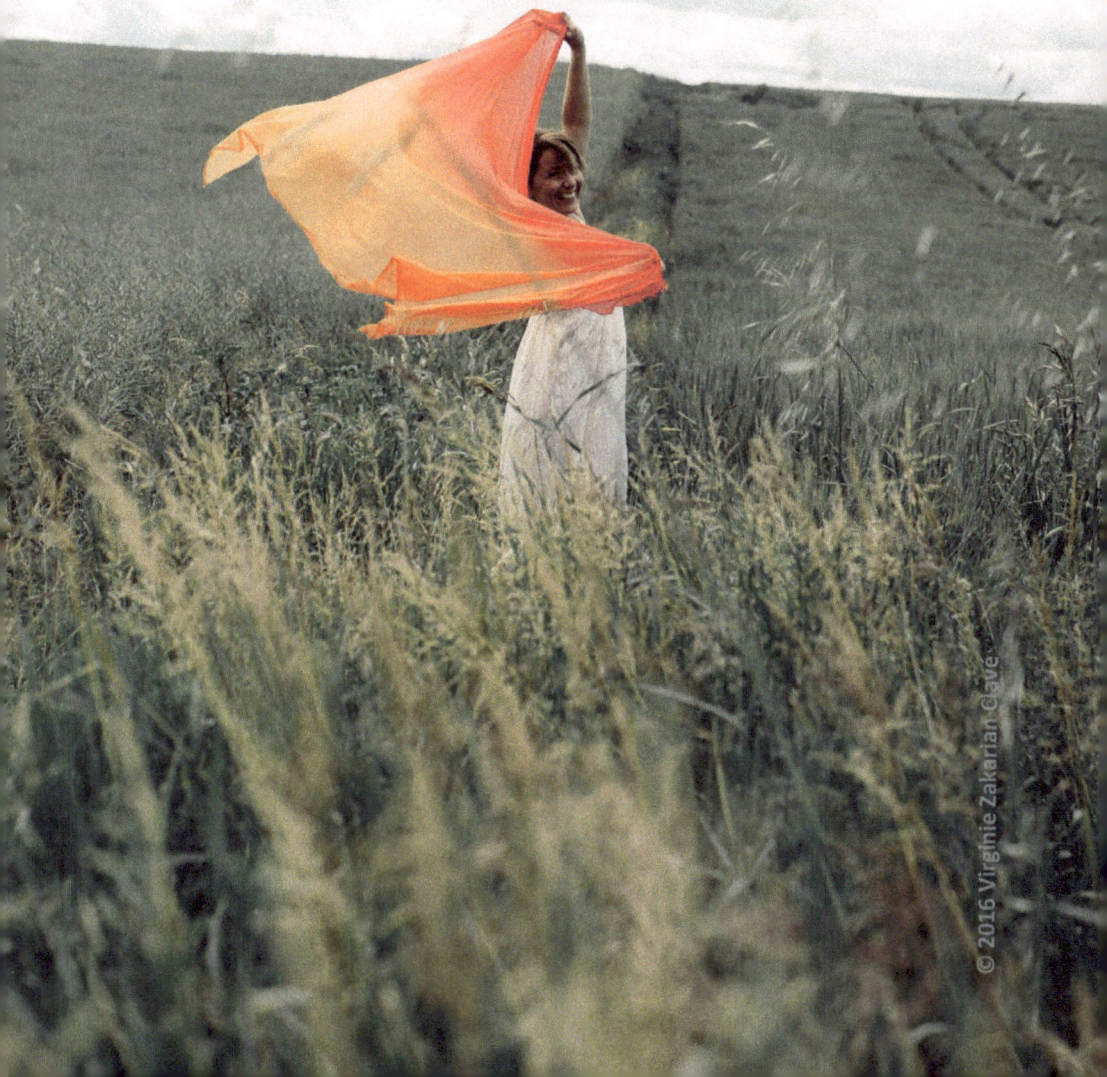

« Il faut toujours un coup de folie pour bâtir un destin. »
Marguerite Yourcenar

Postface

Je ne pouvais quitter ce livre sans vous donner de mes nouvelles aujourd'hui, car depuis l'écriture de ce texte, qui a duré plus d'un an et demi, beaucoup de choses ont changé.

J'ai emprunté un chemin plus clair, plus doux et plus bienveillant. J'ai décidé de prendre soin de moi, et de ne plus être dans une forme de combat contre « Dame fibro » puisque cela me ramenait à être en combat contre moi-même.

J'ai accepté de l'accueillir dans ma vie. J'ai arrêté de vouloir comprendre pourquoi elle était là, juste de composer avec elle. J'ai trouvé qu'elle avait un rôle à jouer dans mon histoire, et que sa rencontre m'amenait dans une nouvelle direction.

C'est un peu elle qui m'a menée jusqu'à vous !

Et j'ai hâte de partager avec vous mes nouvelles expériences.

www.ingramcontent.com/pod-product-compliance
Lightning Source LLC
LaVergne TN
LVHW070048070526
838201LV00036B/355